やさしい
肩こり
腰痛
シビレの話

第二版

見松健太郎
河村 守雄
著

名古屋大学出版会

まえがき

　この本の目的は、日常、実際に診療している医師が、患者さんに、患者さんのわかることばで、自分の行っている医療の内容を十分にお知らせしたいために書いたものです。医学の専門語で語ることの方がやさしいのですが、みなさんにわかりやすく、できる限り理解してもらおうという努力をしたものです。そのため平易なことばを添えてたくさんの図や表を用意しました。高等学校を卒業した人やそれと同じ学力がある人ならばきっと理解していただけるものと考えています。

　初版を出してから 10 年が経過しました。この 10 年間で新しく著者が発見したこと、医療の現場で毎日皆さんにお話をしていること、日常的に多い病気でもっとよく内容を知りたいという人のための説明など、第二版では、第 4 章「さらに詳しい腰などの話」を追加し、第 2 章の 21、第 3 章の 1 - 9、10、第 5 章の 3 - 18、4 の項目を追加しています。そのため関連する内容が数カ所に分散していることもありますが、参照頁を記入しましたのでご利用下さい。

　くわしすぎて少し理解しにくいところもあるかと思いますが、そのところは直接医療関係者にお尋ね下さい。

　初版ではマスコミの論説委員クラスの人でも 4〜5 回読んでやっとわかったという話を聞きました。確かに分野の違う領域で体の内容図（解剖図）を見たこともない人には、著者がわかりやすく書いたと思っても、なかなか理解してもらえないことも身に染みて感じています。でも自分の体のことですから、また、手術や検査を受けるとなったらいろいろと知識を得たいでしょうから、何度も何度も読み返して下さい。何度も読むことができるということであえて書物にしたのです。

　ほかの本では健康維持のために、家庭でできる簡単な体操や安全な動

作などが記載されていることが多いのですが、この本ではレントゲン写真や模式図など医療の現場で医師が患者さんに説明するものをとりあげて、医師の説明を理解していただきやすいようにしています。たとえば手術をすることになって、手術前に難しい説明を聞いただけではわかりにくいことが、この本を読めば理解もしやすくなることと思います。

　昔は、脊椎・脊髄外科の分野では手術によって麻痺が生じたりして評判がよくなかったのですが、今日ではMRIができ、体の内部まではっきりみえるようになりました。このため病気の診断技術は格段に上昇し、安全に手術ができるようになりました。また、ていねいな手術をしないと、手術後の画像で見えますので、ごまかしの手術ができなくなりました。手術後も原因をある程度調べることもできるようになっています。経験豊富な術者が手術を行えば安全で、神経麻痺は予防できます。手術を勧められましたら、病室で過ごす手術前や検査前などの時間のある時にこの本を何度も読んで十分納得してから治療や手術を受けられることをお勧めします。

　あなたの健康はあなたの強い心（意志）で守るものです。

　自動車をはじめとして文明の発達した今日、運動不足が原因の人を毎日診察しています。機械に頼りすぎることなく、できるだけ体を動かして肥満をさけ、健康をとりもどして下さい。

　この本が少しでもあなたのお役にたてれば幸いです。

2007年　紅葉燃える頃　　　　　　　　　　　　　　　　著　　者

目　　次

まえがき　i

第1章　皆さんが疑問に思うこと ……………………………… 1

1　肩こり　1

- ① 肩こりはどうしておこるのか　1
- ② 肩こりのなおし方　3
- ③ 肩こりが続く時はどうするのか　4

2　肩から手（上肢）にかけて痛みが走ったら　5

- ① どうしたら良いか　5
- ② どこにかかるのか　6
- ③ どんなことが問題になるのか（問診に答えるために）7
- ④ どうして痛みが出るのか　7
- ⑤ どんな診察法があるのか　9
- ⑥ どんな検査があるのか　11
- ⑦ どんな治療が行われるか　15
- ⑧ 自分の家でできる方法　16
- ⑨ 通院でなおす方法　17
- ⑩ 入院してなおす方法　17
- ⑪ 手術をしなければならない場合　17

3　腰痛はどうしておこるのか　18

- ① 腰痛はどこからくるのか　18
- ② 痛みはどうして痛いと感じるのか　19
- ③ 自分ではどうしたらよいのか　21
- ④ どこにかかったらよいのか　21
- ⑤ どんなことが問題になるのか（問診に答えるために）22
- ⑥ どんな診察があるのか　24
- ⑦ どんな検査があるのか　26
- ⑧ どんな治療方法があるのか　27
- ⑨ 自分の家でできる方法　29
- ⑩ 通院でなおす方法　29
- ⑪ 入院してなおす方法　32
- ⑫ 手術をしなければならない場合　34

4　手足のシビレが始まったら　34

- ① どうしたらよいのか　34
- ② どこにかかるのか　35

- ③ どんなことが問題になるのか（問診に答えるために） 35
- ⑤ どんな診察があるのか 36
- ⑦ どんな治療法があるのか 40
- ⑨ 通院でなおす方法 40
- ⑪ 手術をしなければならない場合 41
- ④ どうしてシビレが起こるのか 35
- ⑥ どんな検査があるのか 37
- ⑧ 自分の家でできる方法 40
- ⑩ 入院してなおす方法 41
- ⑫ どんな手術法があるのか 42

5　歩くのが困難になった場合には　45

- ① どうしたら良いのか 45
- ③ どんなことが問題になるのか（問診に答えるために） 46
- ⑤ どんな検査があるのか 47
- ⑦ 自分の家でできる方法 55
- ⑨ 入院してなおす方法 55
- ② どこにかかるのか 46
- ④ どんな診察があるのか 46
- ⑥ どんな治療が行われるのか 48
- ⑧ 通院でなおす方法 55
- ⑩ 手術をしなければならない場合 55

6　手術といわれた場合　56

- ① 手術によって治せること、治せないこと 56
- ③ 入院時に準備すること（もの） 57
- ⑤ 自分の血を輸血するには 58
- ⑦ 手術後はどうなるのか 59
- ⑨ 手術後歩けるようになるのには 60
- ⑪ なおらなかった場合には神経は回復するのか 61
- ② 手術によっておこる神経麻痺 56
- ④ 手術前に準備すること（もの） 58
- ⑥ 手術後の痛みは 59
- ⑧ つきそいは必要なのか 60
- ⑩ 働けるようになるのには 61

第2章　病気の話　63

- 1　腰椎椎間板ヘルニア　64
- 2　いわゆる腰痛症とぎっくり腰　67
- 3　変形性脊椎症　67
- 4　腰部脊柱管狭窄症　69
- 5　脊椎分離症　72
- 6　脊（腰）椎すべり症　73
- 7　骨粗鬆症　74
- 8　頸椎椎間板ヘルニア　77

- 9 変形性頸椎症
  （頸椎骨軟骨症） 78
- 10 頸椎後縦靱帯骨化症
  （OPLL） 79
- 11 転移性脊椎腫瘍 80
- 12 脊髄腫瘍 80
- 13 胸椎靱帯骨化症 82
- 14 脊椎炎 83
- 15 脊椎カリエス 84
- 16 脊椎圧迫骨折 85
- 17 脊椎破裂骨折 87
- 18 脊柱側弯症 89
- 19 脊髄空洞症 91
- 20 フォン・レックリングハウゼン病 92
- 21 頸部挫傷（いわゆるむち打ち） 93
  - 1 むち打ちとは何か 93
  - 2 頸部挫傷の人の頸の痛み 94

第3章 治療の話　　97

1 家庭でできること 98
- 1 安静 98
- 2 温湿布・冷湿布 98
- 3 薬 98
- 4 けんいん（牽引） 99
- 5 体操 99
- 6 水泳のすすめ 99
- 7 マッサージ、はり（鍼）・きゅう（灸） 101
- 8 家庭用治療器機 101
- 9 頸のヘルニアの場合の痛みをやわらげる方法　右ロダン、左ロダン 102
- 10 頸肩周辺の痛み　五十肩（肩関節周囲炎） 104

2 通院でできること 105
- 1 薬 105
- 2 温熱療法 105
- 3 けんいん（牽引） 106
- 4 注射 106
- 5 コルセット装具療法 106
- 6 運動療法、体操療法 107
- 7 マッサージ、カイロプラクティック（整体） 107
- 8 各種治療器機 108

3 入院した方が良い場合 109
- 1 持続けんいん 109
- 2 持続硬膜外注射 109

3 神経根ブロック（神経根注射） 110
4 椎間板造影と椎間板内注射 110
5 椎間板を切らずにとる方法（経皮的椎間板髄核摘出術） 110
6 椎間板を溶かしたり焼ききる方法（レーザー） 111
7 椎間板ヘルニア押し出し法 111
8 椎間板ヘルニア注射法 112

第4章 さらに詳しい腰などの話 ……………113

1 腰痛をなおすための検査・治療 113

1 硬膜外注射 113
2 脊髄造影（ミエログラフィー） 114
3 椎間板造影・注射（ディスコグラフィー） 116
4 後方からの腰ヘルニア直接注射（ヘル注） 116
5 神経根造影・注射（ルートブロック） 118
6 椎間関節造影・注射 120

2 若年者の腰痛・椎弓の疲労骨折（成長期脊椎分離症） 121

3 70歳以上の高齢者の急性腰痛 123

4 圧迫骨折の治療はどうするのか 125

5 骨粗鬆症 126

6 腰椎椎間板ヘルニアの一生 128

1 ヘルニアはギックリ腰や腰椎の捻挫から始まるか 128
2 切れた囲い（線維輪）はどうなるのか 128
3 大きなヘルニアはどうしておこるのか 130
4 大きなヘルニアは最後にはどうなるのか 132
5 椎間板ヘルニアは火山に例えると理解が容易です 132
6 椎間板の構造 135
7 ヘルニアを破裂させる方法はあるのか 137
8 何歳からヘルニアは生じるのか 138
9 年をとると椎間板はどうなるのか 138

7　休み休み歩く歩行障害の実態（腰部脊柱管狭窄症）　139

8　膝関節周辺の痛み　143

9　腰ヘルニアの手術の考え方　144
- 1　若年者の場合　145
- 2　中高年者の場合　145
- 3　高齢者の場合（70歳以上では）　146

第5章　背骨のしくみ・診断・手術の話　149

1　背骨（脊柱）のしくみ　149

2　診断につかわれる画像からわかること　153

3　手術の方法　161
- 1　環軸椎整復固定術　161
- 2　頸椎前方除圧固定術　161
- 3　頸椎脊柱管拡大術（形成術）　162
- 4　頸椎椎弓切除術　163
- 5　腰椎椎間板ヘルニア摘出術（Love法）　163
- 6　経皮的椎間板（髄核）摘出術　163
- 7　腰椎椎弓切除術　164
- 8　腰椎椎弓形成術（すげ笠法）　165
- 9　腰椎椎弓切除、椎弓還納術　165
- 10　腰椎後側方固定術（PLF）　165
- 11　腰椎後方からの前方除圧・椎体間固定術（PLIF）　165
- 12　腰椎前方固定術　166
- 13　脊椎インスツルメンテーション手術　166
- 14　椎弓根スクリュー　167
- 15　脊柱側弯症の手術　167
- 16　椎体生検　167
- 17　鏡視下脊椎手術　167
- 18　小骨鋸による椎弓切除、神経除圧、PLLAピンによる椎弓形成術　171

4　脊椎・脊髄手術の合併症、後遺障害　177
- 1　腰椎穿刺後の頭痛（術前）　177
- 2　術後の血腫　178

③ 硬膜損傷 178	④ 術後感染症 178
⑤ 排血管（ドレーン）抜去不能 179	⑥ 肺梗塞・脳梗塞・下肢等の血行障害 180
⑦ 頸椎の手術後の神経根のマヒ 180	⑧ 金属（脊椎インスツルメント）による神経麻痺 182
⑨ 馬尾引き抜き損傷 182	⑩ 脂肪による圧迫 182
⑪ 脊髄圧迫障害・脊髄浮腫 183	⑫ 神経癒着 183
⑬ 術中血圧降下 183	⑭ 高齢者や合併症のある人 184
⑮ 死亡事故 184	

付表1　腰痛の治療方法・腰痛の手術方法　185

付表2　歩けない原因・病気　186

付表3　腰痛のでる病気　187

付表4　脊椎・脊髄の検査・画像診断法　187

カバー画：河村　守雄
本文画：見松健太郎
　　　　河村　守雄

第1章
皆さんが疑問に思うこと

1　肩こり

1　肩こりはどうしておこるのか

　肩こりの原因としては、肩周辺の筋肉（僧帽筋、三角筋、肩甲挙筋、菱形筋等、図1-1）にストレスや緊張が長い間続いたことが考えられます。では、どういう時にストレスや緊張が続くのでしょうか。

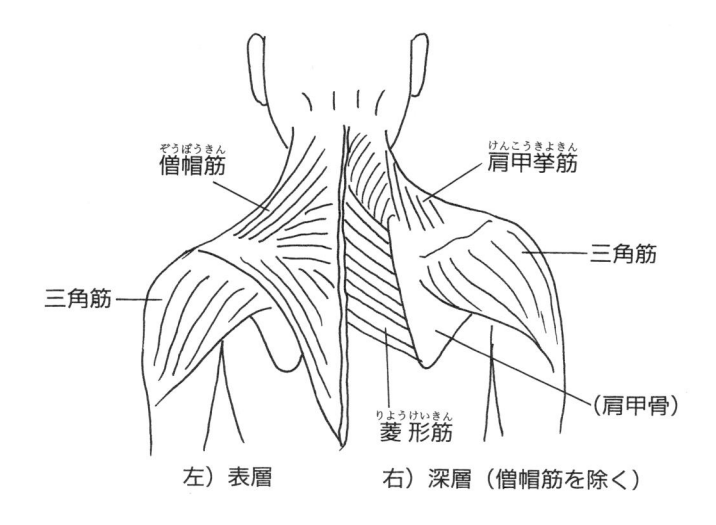

図1-1　肩周辺の筋肉

現代に多いのは、パソコンやワープロです。手を動かすときに根元でその動きを支えているのが、肩周辺の筋肉です。パソコンを長い時間続けると、使った筋肉が疲れるからです。

　何もしていないように思っても疲れるのは、精神的な緊張です。むずかしい話をいっしょうけんめい聞いた時とか、大事な場面で長い間精神を集中していた場合などです。またむずかしい事態に陥って、たえず頭を悩ましていたりした時にも生じます。例えば、精神的な緊張が続く

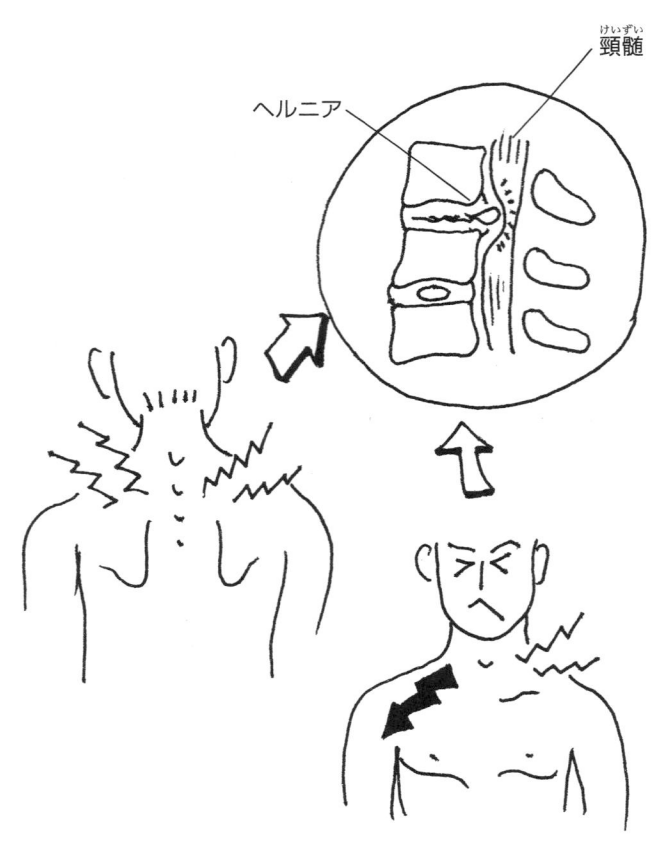

図1-2　頸椎椎間板ヘルニアによる肩こり
肩や首のこりや、上肢への放散痛が出ます。

と、例えば長い間車の運転をしていても肩こりが生じます。緊張が続いているときには逆にリラックスすることが必要でしょう。

　また、病気で筋肉に刺激が続いている場合にも肩こりはおこります。首（頸）の椎間板がとび出した場合（頸椎椎間板ヘルニア、図1-2）、固い骨の一部（変形性頸椎症の骨棘、79頁、後 縦 靱帯骨化症、79頁、の骨等）が神経を刺激して、その刺激が筋肉に加わっている場合です。また、首（頸）の脊髄が入っている骨のくだ（脊柱管、図1-3）が狭くて、首（頸）を前や後や横に動かす時に骨にさわる場合にも、肩こりがおこりやすいと考えられています。

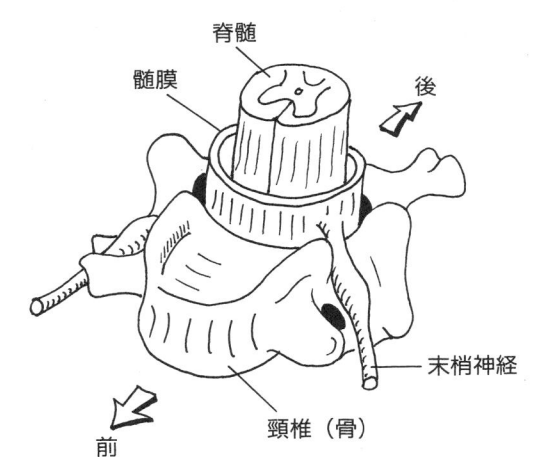

図1-3　頸椎の脊柱管
脊髄の入っている脊椎の管（くだ）を脊柱管といいます。

2 肩こりのなおし方

　手術前に首（頸）を装具で固定して動かないようにすると、肩の痛みや肩こりがおこります。筋肉に一定の力がずっと続き、動かさない状態が続いているわけです。この場合には、筋肉に行く血液の流れが悪くなって筋肉の疲労が生じるからと考えられます。装具をとりはずして筋

肉を動かしてやると首（頸）の痛みや肩こりがなおります。

　ストレスや精神的な緊張により生じる肩こりの場合にも、このような適度な運動が必要です。適度な運動により筋肉が動きます。筋肉が動くと、その動きがポンプの役目を果たし、血管やリンパ管を押したり引いたりします。これにより、血液の流れやリンパ液の流れがよくなり、筋肉の中にたまった老廃物を運び去ってくれます。これで疲労がとれ、肩こりもなおると考えられています。骨に針を刺し、圧センサーで圧を測ってからその骨の周辺の筋肉を動かしますと、実際に骨の中の圧が下がります。筋肉の動きがポンプとなって骨の中の血液がくみ出されるからです。車に追突された時の頸部挫傷でも10日も過ぎて症状が続くようなら積極的に頸の運動をした方がよいでしょう（93-96頁参照）。

3　肩こりが続く時はどうするのか

　以上、お話ししてきましたことからわかりますように、毎日適度な肩の運動（図1-4）をすることです。運動をやり過ぎてもよくありません。やり過ぎると、今度は運動疲労により筋肉に痛みが出ます。ふだん走ったことのない人が急に全力疾走すると、足の筋肉が痛くなります。これと同じことがおこります。

　肩こりの原因を取り除くことも必要です。精神的ストレスのある場合には、できるかぎりストレスを少なくするように毎日の生活をかえることが賢明です。この場合には肩の運動だけではなく、適度な全身の運動を行うことが肝要でしょう。

　病気の場合には、その病因を取り除くことが必要です。しかし、肩こりくらいでは手術をする人はありませんから、手術以外の方法をとることになります。頸椎けんいん、温熱療法、マッサージ、注射、内服薬等です。このことについては、又あとで詳しく述べます。

首を回す

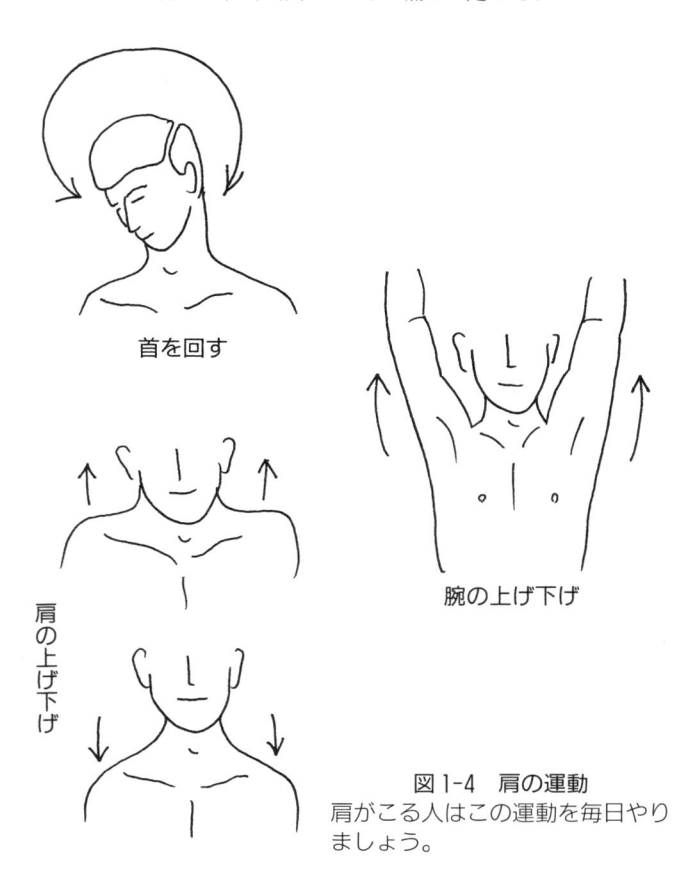

肩の上げ下げ

腕の上げ下げ

図 1-4　肩の運動
肩がこる人はこの運動を毎日やりましょう。

2　肩から手（上肢）にかけて痛みが走ったら

1　どうしたら良いか

　まず思い当たる原因を考えます。例えば、何か重い物を持ったとか、引っ越しの手伝いをしたとか、今までやったことのない運動やスポーツをしたとか、草むしりをしたとか等です。昔とったきねづかで自分では

こんなことがと思うことが、しばらくやっていないために症状をおこしたという事もあります。

　これらの事で思い当たるふしがなければ、首（頸）だけを動かしてみます。痛みが出るか、強くなるかをみます。次に肩だけを動かしてみます。これで痛みが出るかどうかをみます。首（頸）を動かして痛みが出れば、頸椎椎間板ヘルニア（図1-2、2頁）、変形性頸椎症（図1-5）が疑われます。肩だけを動かして痛みが出れば、五十肩（肩関節周囲炎）が疑われます。病気かもしれないと思えば、近くの整形外科医かホームドクターにかかるのが良いでしょう。

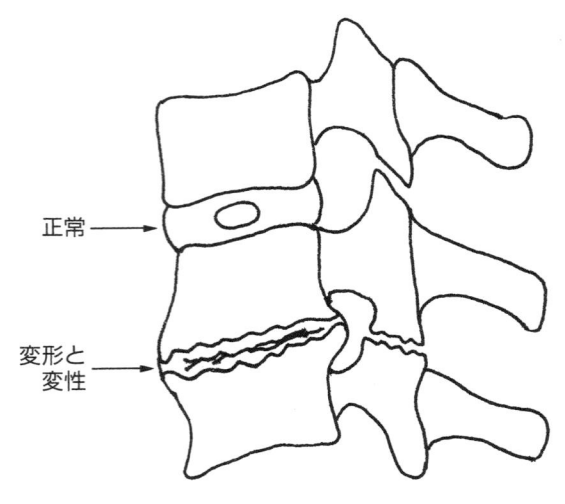

図1-5　変形性頸椎症（頸椎を横から見たところ）
　頸椎も加齢とともに骨の形や椎間板の性状が変化し、肩や手の痛みの原因になります。

2　どこにかかるのか

　通常、痛みの出る場所（部位）を動かすと痛みが出ます。動かして痛い時は、動く部分に原因があるのです。安静にしていても痛い時には危険です。腫瘍（癌）かはれもの（炎症）が疑われます。近くの整形外科医かホームドクターにご相談下さい。

3 どんなことが問題になるのか（問診に答えるために）

　先に述べたように、痛みがいつからどのように出たのか、どんなことをしたら出たのか、また本人は原因をどのように考えるのか、痛みの性質はどうか、ズキズキか、ドーンか、チクチクか、ズッシリ重いのか、鈍い痛みが続くのかなどが、医師が患者さんから聞きたいことです。とにかく、患者さんも医師も何が原因なのかを知りたいのです。

　また、首（頸）が悪いのではないかとの疑いがあれば、表1-1のチャートのアンケートの内容を聞くことになります。手や足の運動能力、手・足・胴体の感覚、おしっこがうまく出せるかどうかなど、全体的なことが聞かれます。

4 どうして痛みが出るのか

　痛みは、痛みを感じるセンサー（自由神経終末）があり、これを刺激した場合や、この痛みの感覚刺激を送る神経が刺激された時に痛みとして感じます（図1-6）。頸椎椎間板ヘルニア（図1-2）では、脱出や突出した椎間板が神経や神経の膜を押して痛みのセンサーを刺激するからです。また変形性頸椎症（図1-5）では、突出した骨棘（こつきょく）が神経を圧迫します。後縦靱帯骨化症（こうじゅうじんたいこつかしょう）ではゆっくり靱帯が骨化しますので、痛みが出ることは少ないのですが、時々、骨化と骨化にはさまれた頸椎椎間板がその間からのぞき出すように突出して神経を圧迫することがあります。後縦靱帯骨化症（じゅうじんたいこつかしょう）で急に痛みの出るときは、骨化と骨の間のヘルニアが、痛み刺激を出しているのです。

日本整形外科学会
表1-1 頸髄症治療成績判定基準（改定17（−2）点法）1994〜

				年月日	年月日
運動機能	上肢	手指	0 ［不　　能］ 自力では不能（箸、スプーン・フォーク、ボタンかけすべて不能） 1 ［高度障害］ 箸、書字、不能、スプーン・フォークで辛うじて可能 2 ［中等度障害］ 箸で大きな物はつまめる、書字、辛うじて可能、大きなボタンかけ可能 3 ［軽度障害］ 箸、書字ぎこちない、ワイシャツの袖のボタンかけ可能 4 ［正　　常］ 正常		
		肩・肘機能	−2 ［高度障害］ 三角筋または上腕二頭筋≦2 −1 ［中等度障害］ 〃　　　　　　　　　　＝3 （−0.5 ［軽度障害］） 〃　　　　　　　　　　＝4） −0 ［正　　常］ 〃　　　　　　　　　　＝5		
	下肢		0 ［不　　能］ 独立、独歩不能 （0.5 立位は可能） 1 ［高度障害］ 平地でも支持が必要 （1.5 平地では支持なしで歩けるが、不安定） 2 ［中等度障害］ 平地では支持不要、階段の昇降に手すり必要 （2.5 〃　　　　、階段の降りのみ手すり必要） 3 ［軽度障害］ ぎこちないが、独歩可能 4 ［正　　常］ 正常		
知覚機能	上肢		0 ［高度障害］ 知覚脱失（触覚、痛覚） （0.5　　　　 5/10以下の鈍麻（触覚、痛覚）、耐えがたいほどの痛み、しびれ） 1 ［中等度障害］ 6/10以上の鈍麻（触覚、痛覚）、しびれ、過敏 （1.5 ［軽度障害］ 軽いしびれのみ（知覚正常）） 2 ［正　　常］ 正常		
	体幹				
	下肢				
膀胱機能			0 ［高度障害］ 尿閉、失禁 1 ［中等度障害］ 残尿感、怒責、尿切れ不良、排尿時間延長、尿もれ 2 ［軽度障害］ 開始遅延、頻尿 3 ［正　　常］ 正常		
手術日　　　年　　　月　　　日　　合計 17　　計 （改善率）					

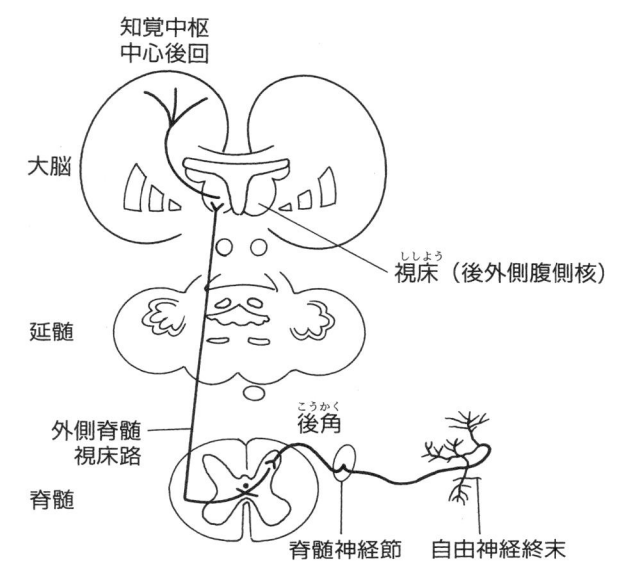

2 肩から手（上肢）にかけて痛みが走ったら　　　9

図1-6　痛みの神経回路

痛みは自由神経終末と名付けられたセンサーで感じます。そこでの信号は神経を伝わり脊髄の後角に入ります。別の神経に伝わり、脊髄を横断して反対側に行きます。外側脊髄視床路を通り頭の中の脳の視床の後外側腹側核へ入ります。ここでまた神経をかえて、大脳の中心後回にある知覚中枢という所でやっと痛いということを感じるのです。

5　どんな診察法があるのか

首（頸）を動かします。前曲げ、後ろ曲げ、右横曲げ、左横曲げ、右回し、左回しです（図1-7）。これで痛みが出るのかどうかを診ます。痛みが出る時にはその動作を繰り返してみます。

次に、頭を真上から下にぐいと押さえます。こうして首（頸）から手へ行く神経の出口を上から下へぐいと押さえて刺激してみるのです。次に、首（頸）を横、前や後ろに傾けてぐいと頭を手で押します（スパーリングテスト、図1-8）。これも手に行く神経の出口を狭くするような姿勢でぐいと押すことになります。あとは神経麻痺があるかどうかをみ

第1章　皆さんが疑問に思うこと

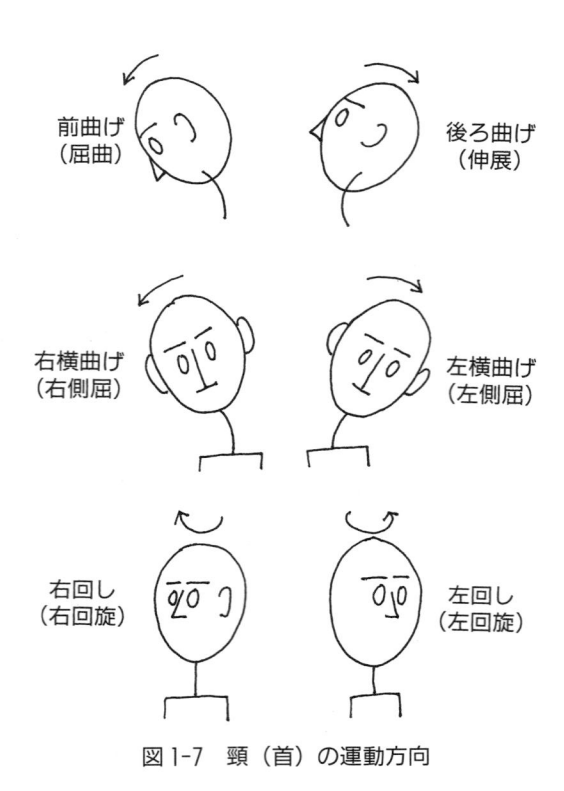

前曲げ（屈曲）　　　　後ろ曲げ（伸展）

右横曲げ（右側屈）　　左横曲げ（左側屈）

右回し（右回旋）　　　左回し（左回旋）

図1-7　頸（首）の運動方向

図1-8　スパーリングテスト（頸椎圧迫）
　ヘルニアのある側へ放散する（矢印）痛みが走ります。

ます。筆で触ったり（触覚）、針でつついたり（痛覚）して調べます。立ったりしゃがんだり、片足で20秒間立ったり（図1-9）、両手をバンザイしたりします。筋肉の力がおとろえていないか調べます（徒手筋力テスト）。また、小さいゴムのハンマーを使って筋肉についているすじ（腱）を叩いて体の反応をみます（腱反射、図1-10）。

五十肩が疑われれば、肩の動きに制限がないかどうかをみます（図1-11）。一番良くわかる動きは、振り袖を着た女の子が踊る時のように、長い袖をもって外へ廻すしぐさ（外旋運動）をすることです（図1-12）。

6　どんな検査があるのか

頸椎のレントゲン（頸椎単純撮影、図1-13）、磁気共鳴画像（MRI、図1-14）が最初に撮影されます。肩のレントゲンもとってみます。もっと詳しく首（頸）の部分を調べる必要があるときは、脊髄造影術（図1-15）、造影後のコンピュータ断層撮影（CT、図1-16）、筋電図などを行います。これらは、通常は手術を必要とする程の症状のある人に行われます。肩の病気が疑われれば、肩のMRI、肩の関節に薬を入れて撮影する（肩の関節造影）、肩の中をのぞいてみる（肩関節鏡）などして調べます。

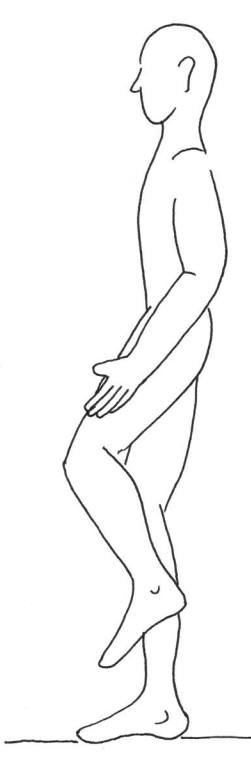

図1-9 片足立ちテスト
頸髄に問題があると、この姿勢が保てなくなります。
20秒間立てれば正常といえます。

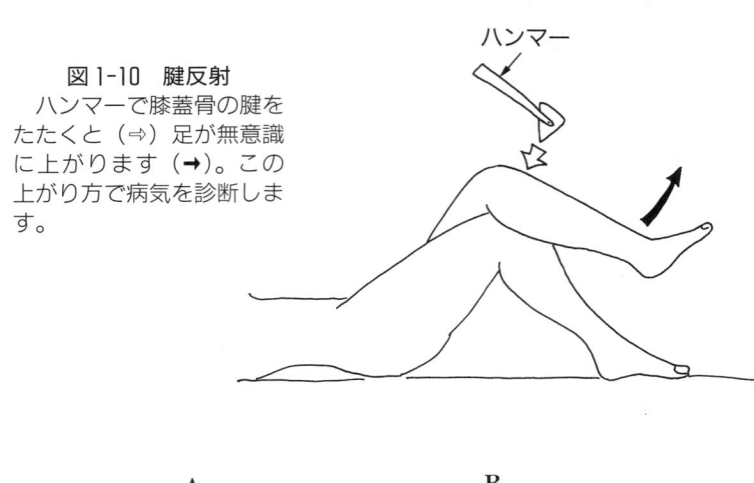

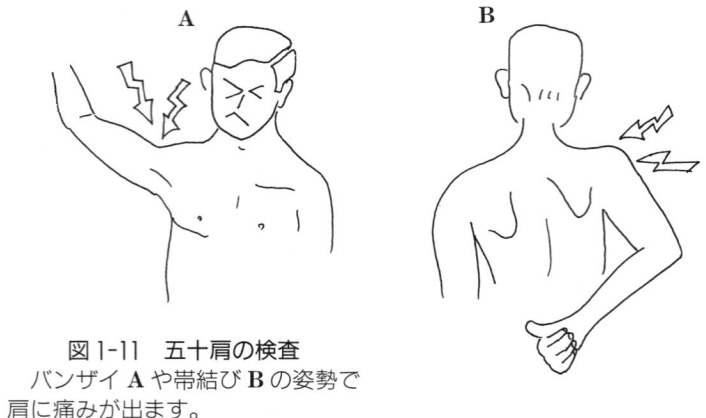

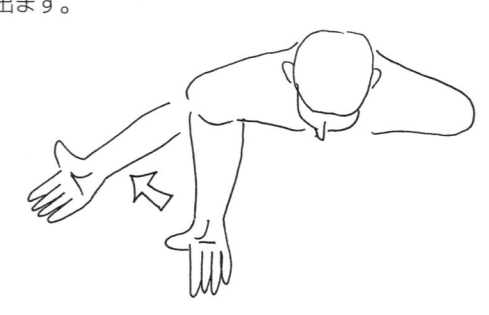

図1-10　腱反射
　ハンマーで膝蓋骨の腱をたたくと（⇨）足が無意識に上がります（→）。この上がり方で病気を診断します。

図1-11　五十肩の検査
　バンザイ**A**や帯結び**B**の姿勢で肩に痛みが出ます。

図1-12　肩の外旋運動
　肘を90度曲げて、脇が開かないように上腕を体にくっつけ、手を左右に振る運動です。

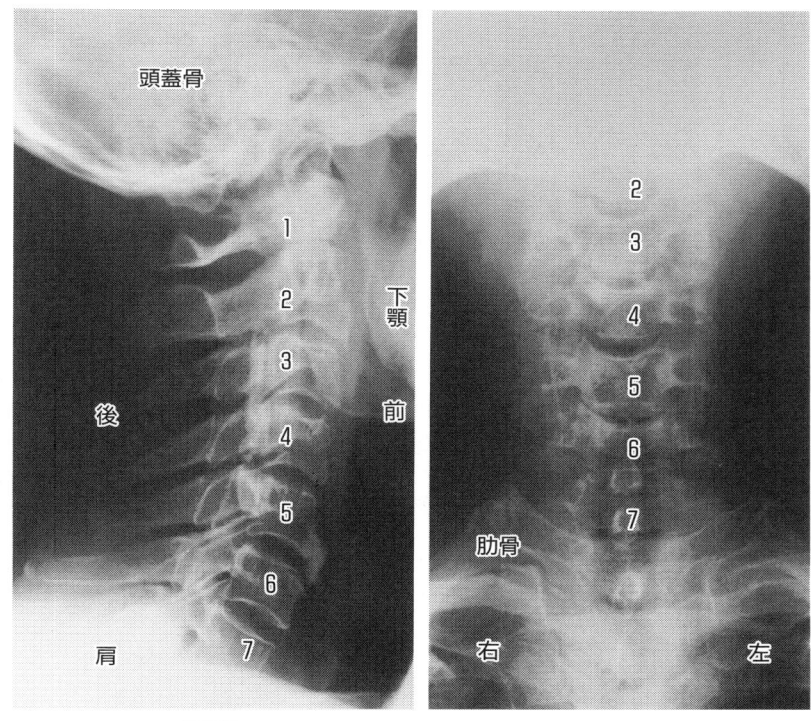

図1-13 頸椎の側面像と正面像

　頸椎は7つの骨からできています。2番目の骨は軸椎といい仏様が坐っているような形をしています。火葬後にのどの骨としていつも拾われる骨です。

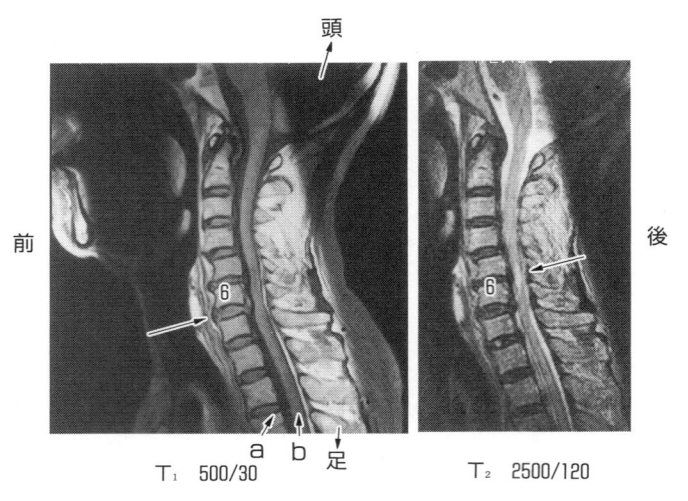

図 1-14 頸椎の MRI

a：背骨（頸椎）　b：脊髄（神経）

骨のX線と違って体の中がよく見えます。T_1の画像では6〜7番目の椎間板に大きなヘルニアが見られます。T_2の画像では5〜6の椎間板の後方の脊髄に白い所があり、脊髄が障害をうけていることを示します。

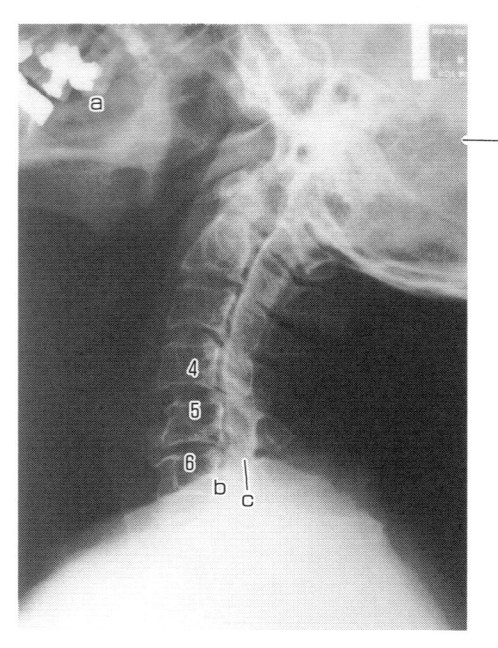

図 1-15 頸の脊髄造影

a：顔　b：脊椎
c：脊髄（神経）

単純X線写真では見られない脊髄がよく描出されています。第4頸椎は体の前の方にずれ（すべり）ています。5〜6の椎間板は上下が狭くなり骨棘もみられます。

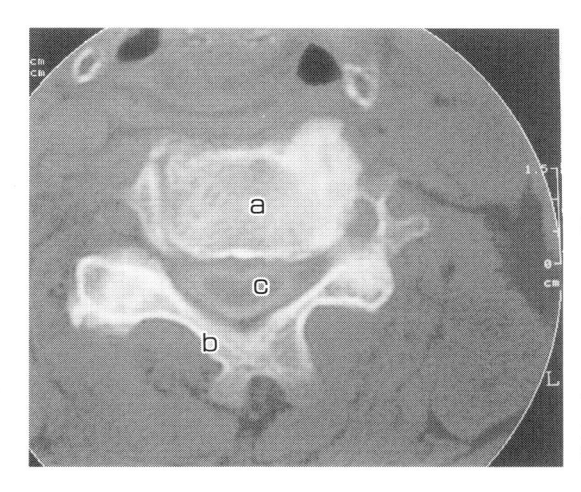

図1-16 頸椎脊髄造影後のCT
a：椎体　b：椎弓
c：脊柱管（骨で囲まれたところ）
脊柱管の中の白いリングが脊髄の周囲の水の部分で、中の黒いところが脊髄です。

7 どんな治療が行われるか

　首（頸）が原因と考えられた場合には、痛み止め（鎮痛剤）、湿布、頸椎のけんいん（図1-17）、温熱療法、電気療法、頸椎（首（頸）の）カラー（図1-18）が行われます。これでも治らなければ、入院して首

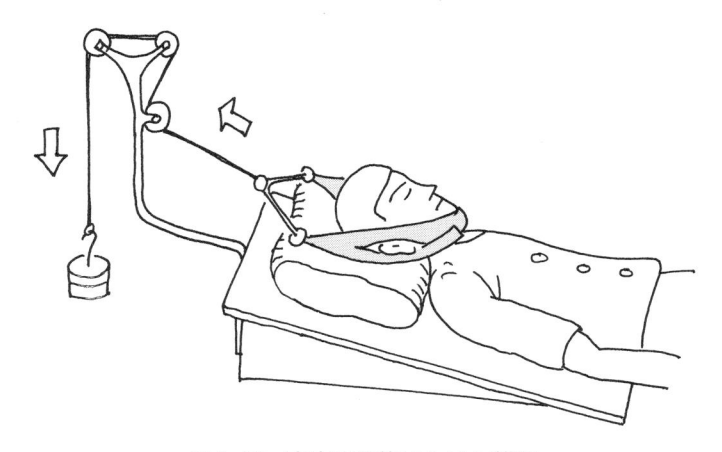

図1-17　家庭用頸椎けんいん装置
家庭でも頸をひっぱることができます。ひっぱって頸が痛い時にはひっぱる方向をかえてくふうしてみて下さい。頭の枕を高くする事も重要です。

（頸椎）をずっと長くひっぱる（頸椎持続けんいん）方法をとります。いつまでも治らなければ、最後には手術をして治せるものがあれば手術となります。

8 自分の家でできる方法

痛み止めを飲む、湿布をする、首（頸）のカラー（図1-18）をつけることは容易です。家でも持続けんいんが可能です（図1-17）。診察してもらっている医師に相談して下さい。五十肩であれば、肩をよくあたためて柔らかくしてから肩の運動をします。肩が動かなくなると、動かした時に、ある一定の角度からは痛くなりますが、これを少しがまんし

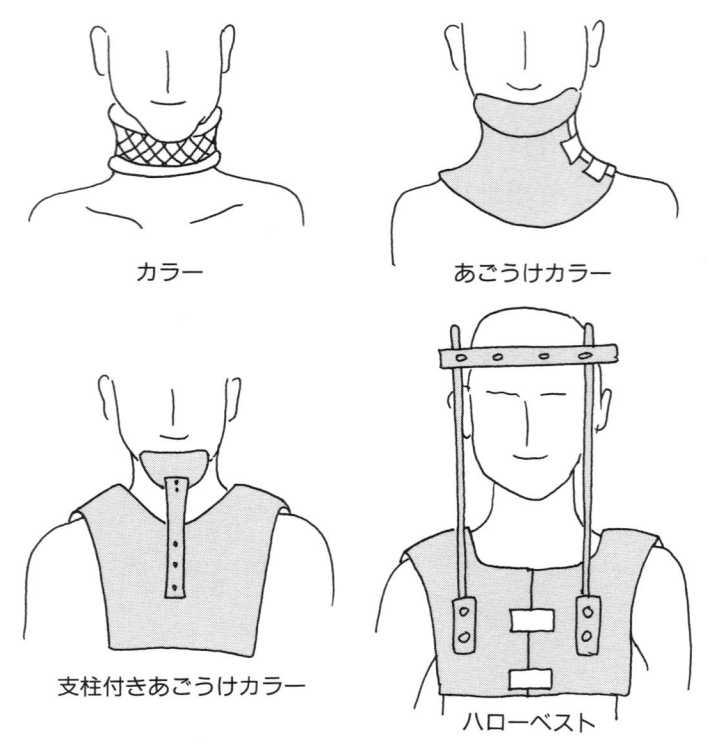

カラー

あごうけカラー

支柱付きあごうけカラー

ハローベスト

図1-18　いろいろな頸椎装具

てオーバーに動かします。自分でできる位に毎日徐々に動かしていますと、少しずつ運動の範囲が大きく広がるはずです（104頁）。運動の範囲が広がらずに痛みが強くなったり、動きが悪くなるようでしたらやり過ぎでしょう。悪くなるような場合には医師に相談して下さい。

9 通院でなおす方法

通院でできることは、首（頸）では鎮痛剤・湿布をもらうこと、頸椎けんいん（図1-17）、温熱療法、電気療法です。肩では温熱療法、肩の運動（肩の機能訓練）、肩関節内への薬の注入（関節注射）です。

10 入院してなおす方法

通院でも治らなかったり、逆に症状が悪くなった時には入院してなおす必要があります。入院をすれば、首（頸）の持続けんいんがしっかりとできます。また入院していれば、脊髄造影検査（図1-15）も容易となります。症状が強く造影検査で悪いところがわかれば、また治ってこなければ、手術をした方が良い場合があります。手術をしても治らない場合もありますので医師の説明をよく聞いて、自分で判断し決めて下さい。

11 手術をしなければならない場合

手術になる場合は、手術で治せるという自信が医師の方になければ手術をしましょうとはいえません。手術をして治せる自信が医師にあり、患者さんが働けない場合、社会に出て生活できない場合に手術になります。しかし患者さんが手術をしたくない、絶対にいやだという場合には手術ができませんので手術にはなりません。手術をした方が良い場合のお話をしましょう。

痛みが強い場合、手のマヒが進んで箸が持ちにくくなった場合、歩き

にくくなった場合、つかまらないと歩けない場合、片足で立てない場合、立てても4〜5秒しか立てない場合です。もちろんおしっこが出なくなった場合にはできるだけ早く手術をした方が良いでしょう。なぜならば神経は一度麻痺をしますとなかなか回復しないからです。

　五十肩で手術になる場合は大変少ないのですが、時には手術もします。たとえば、肩が凍ったように動かなくなった場合、痛みがとても強い場合などです。凍ったように肩が動かなくなっても、お年を召した人では手術をされない人もいます。それはその人の人生ですから、その人が満足であれば良いわけです。

3　腰痛はどうしておこるのか

　大変むずかしい話です。腰痛の原因にはいろいろあります。重い物を持っているときには案外腰痛はおこらないものです。しかし、何度も重い物を持つ動作を繰り返すとおきます。

- ふだんやらないことを一生懸命にやると腰痛がおこります。例えば、草取り・畑仕事・引っ越しの手伝いなどです。
- 不用意に動作を行った時にもおこります。横を向いて靴下をはいた時とか、右のものを左側に不用意に持ち上げて置いた時とかです。
- 妊娠してお腹が大きくなり、お腹の皮が伸びて（ゆるみ）背中に重みが絶えず加わる時にもおこります。

　まだ他にもいろいろあります。最近では体重が増えて肥満体となり、このため運動不足の人が腰痛を訴えて来られる事が多くなりました。

1　腰痛はどこからくるのか

　体の構造から説明しなければなりません。

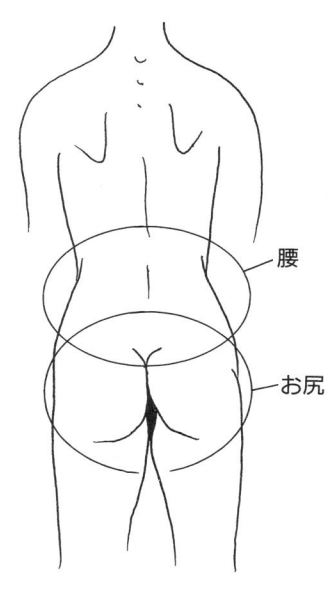

図 1-19　腰とお尻

　腰痛というのは腰からお尻にかけての部分の痛みを一般にはいいます（図 1-19）。
　腰痛の痛みの発生場所は沢山あります。椎間板、椎間関節、靱帯（すじ）（後縦靱帯・黄色靱帯・棘上・棘間靱帯）、骨膜、筋膜、筋肉（図 1-20）などです。
　痛みは体の警戒網ですのでありとあらゆるところにはりめぐらされています。体が危険を感じるセンサーと考えていただければ良いでしょう。腰痛はこれらの1カ所以上のセンサーが危険を知らせる警報です。したがって大変大切な知らせなのです。

2 痛みはどうして痛いと感じるのか

　痛みは自由神経終末というセンサーが感知します（図 1-6、9頁参照）。痛みの刺激はこの自由神経終末で感知されますと末梢神経を通って脊髄

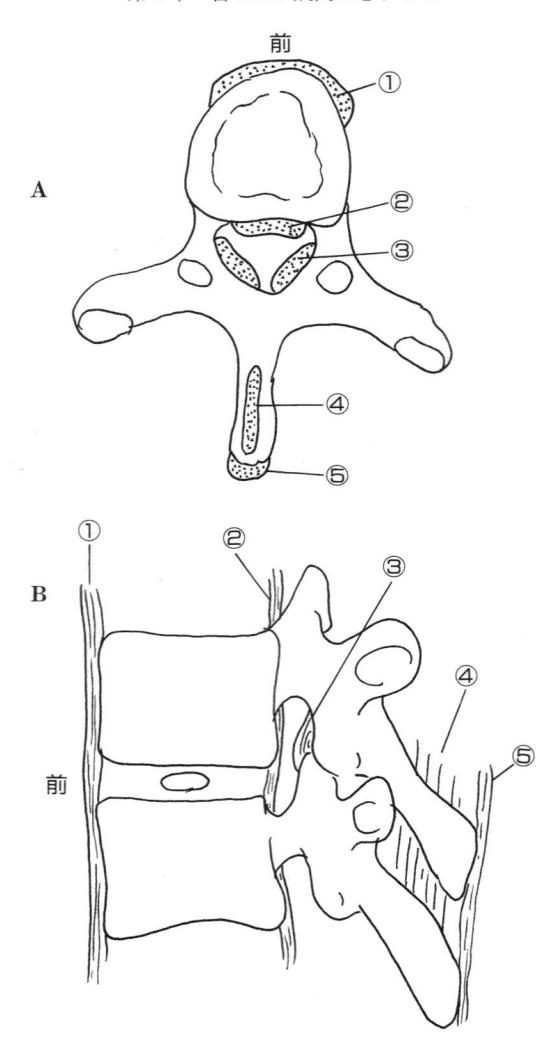

図1-20 背骨の靱帯（すじ）
A：横断図　**B**：側面図
① 前縦靱帯　② 後縦靱帯　③ 黄色靱帯
④ 棘間靱帯　⑤ 棘上靱帯

の後方（後角）から入ります。ここで2番目の神経に伝えられます。2番目の神経は脊髄の中の痛みの通る路（脊髄視床路）を通って脳の中の痛みが集中してくる所（視床）に一度集まります。そこで、また3番目の神経に伝えられて、本当に痛いと感じ判断する所（脳の中心後回という皮質）に到達し、痛いと感じるわけです。即ち、腰だけでなく手や足を針でつついた時にも、本当に痛いと感じ、思うのは頭（脳）の表面なのです。その証拠としては、上に述べた1、2、3番の神経を切ったり麻酔をかけたりすると痛いと感じなくなるからです。

3 自分ではどうしたらよいのか

　腰痛が生じたら、まず安静です。痛くない姿勢で寝ていれば、普通は痛みが少なくなります。激しいぎっくり腰でも、4日間も寝てじっとしていれば動けるようになります。急性期には静かにじっとしているのが良いでしょう。

　しかし、腰痛が軽いとついつい動いてしまいます。これがくせものです。慢性化するとなかなかおりにくいのです。静かに寝ていても治らなければ、近くの整形外科医にかかって下さい。何かアドバイスがあることでしょう。

　じっと静かに寝ていても痛みが止まらない時は、他の病気が考えられます。細菌が感染した炎症や、癌などの腫瘍ということもあります。早めに整形外科医を受診して下さい。

4 どこにかかったらよいのか

　腰痛であれば、専門は整形外科医です。しかし、整形外科医の中でも腰痛をよく理解できない、あまり知らない先生もいます。そういう先生は他のけがや関節の病気の分野では得意でも、腰痛はあまり治療していない事もあります。"先生は腰痛が得意ですか"と聞いてみて下さい。

わからなければ他の先生を紹介してくれることと思われます。また、内科医、開業医、外科医でも腰痛の詳しい先生もいますので得意かどうか聞いてみて下さい。

5　どんなことが問題になるのか（問診に答えるために）

　診断のために医師が知りたいことは、いつ、どこで、だれが、何をしたかという事です。いつ、どんな事をしていたらどうなったかです。何か痛みの出る原因はあったのか、いつもはやらない事をしたかどうかです。また、どのくらい長い時間したのか、何回くらいしたのかが知りたいのです。また、どんな痛みなのかも聞きたいことの1つです。ズキンズキン、動くと痛い、ジーンとした痛み、寝ていれば良い、寝ていても痛い、何か腰を使うと痛みがひどくなる。だんだん痛みが悪くなってきた、だんだん良くなってきたなどです。

　日本整形外科学会では腰痛の程度を表現するための統一基準を作っています（表1-2）。腰痛の程度、日常生活の困りぐあい、診察の内容、おしっこが出るかどうかの観点から点数をつけるものです。医師から質問されたら、はっきり知らせて下さい。このチャートを永年使用してきていえることは次のようなことです。29点満点のうち、15点以下の人は腰痛がとてもひどく、動けない状態が多く、しばしば入院し手術が必要になります。16点から20点までの人はまあまあ動けるのですが、入院して検査や治療が必要な人です。21点から25点の人は何とか仕事もでき日常生活もできるため、入院を必要とせず外来通院でやってゆける人です。26点から29点満点の人は、軽い腰痛があり、時々ひどくなるので、原因が知りたい人や、時には薬が必要な人です。この点数の人は正常と考えています。正常（健常）の人でも時々腰が痛いといっていますので、そう考えています。また痛みの程度は痛みのチャートＶＡＳでどこか示していただけると、他人には理解しやすくなります（図2-26、95頁）。

表 1-2　腰痛治療成績判定基準
（日本整形外科学会）

					年月日				

Ⅰ 自覚症状（9点）

A．腰痛に関して
- a．全く腰痛はない　　3
- b．時に軽い腰痛がある　　2
- c．常に腰痛があるかあるいは時にかなりの腰痛がある　　1
- d．常に激しい腰痛がある　　0

B．下肢痛およびシビレに関して
- a．全く下肢痛、シビレがない　　3
- b．時に軽い下肢痛、シビレがある　　2
- c．常に下肢痛、シビレがあるかあるいは時にかなりの下肢痛、シビレがある　　1
- d．常に激しい下肢痛、シビレがある　　0

C．歩行能力について
- a．全く正常に歩行が可能　　3
- b．500 m 以上歩行可能であるが疼痛、シビレ、脱力を生じる　　2
- c．500 m 以下の歩行で疼痛、シビレ、脱力を生じ、歩けない　　1
- d．100 m 以下の歩行で疼痛、シビレ、脱力を生じ、歩けない　　0

Ⅲ 日常生活動作（14点）

	非常に困難	やや困難	容易
a．寝がえり動作	0	1	2
b．立ち上がり動作	0	1	2
c．洗顔動作	0	1	2
d．中腰姿勢または立位の持続	0	1	2
e．長時間坐位（1時間位）	0	1	2
f．重量物の挙上または保持	0	1	2
g．歩行	0	1	2

Ⅳ 膀胱機能（-6点）
- a．正常　　0
- b．軽度の排尿困難（頻尿、排尿遅延）　　－3
- c．高度の排尿困難（残尿感、失禁）　　－6

Ⅱ 他覚所見（6点）

A．SLR（tight hamstring を含む）
- a．正常　　2
- b．70°以下あるいはそれ以上でも左右差の明らかなもの　　1
- c．30°以下　　0

B．知覚
- a．正常　　2
- b．軽度の知覚障害を有する（患者自身が認識しない程度）　　1
- c．明白な知覚障害を認める｛患者自身が認識している又は完全脱出｝　　0

C．筋力｛被検筋を問わない／より障害度の強い側で判定する｝
- a．正常　　2
- b．軽度の筋力低下（筋力4程度）　　1
- c．明らかな筋力低下（筋力3以下）　　0

カルテ No.　　　　　　　　
氏　名　　　　　　　　　

総合点　　　　
検　者

6　どんな診察があるのか

　本当はパンツ1枚になって診察しなければなりません。しかし、日本では診察室が開放的ですから、また患者さんが多すぎて十分な診察時間がありませんので、良くない事ですが服を着たままの省略型の診察になってしまいます。

　まず、裸の背中を診て側弯（図1-21）があるかどうか、腰を曲げてどのくらい曲がるか、腰を反らしてどうか、横に曲げてどうか、ねじってどうかをみます。次に、つま先で立てるかどうか、かかとで歩けるかどうかです。ベッドの上に上向きにねて足をまっすぐにして足が高く上がるかどうか（図1-22）、足の親指（母趾）の力があるかどうか、足の感覚は異常がないかどうか、腹這いにねて腰の筋肉を抑えて痛くないかどうか（図1-23）、腰の骨を叩いて痛くないかどうか、臀部の神経をおさえて痛くないかどうかをよく診察します。

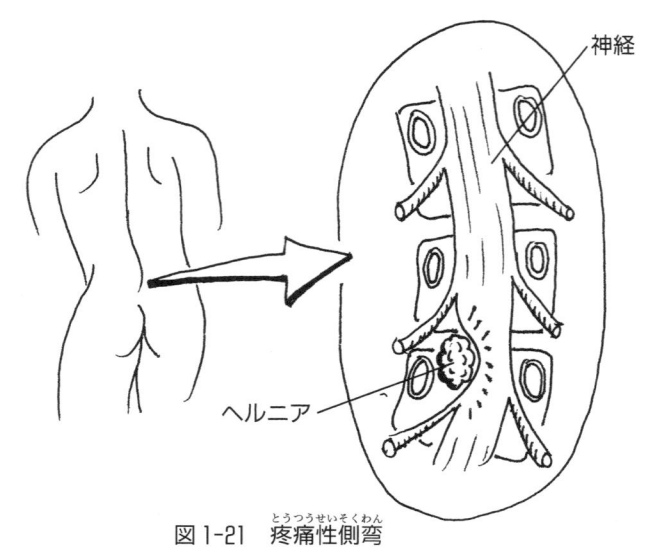

図1-21　疼痛性側弯
椎間板ヘルニアの塊で神経が圧拍されて、腰や足に痛みが出ると、圧迫を避けようと腰椎は横に曲がります。ヘルニアがなくなれば、側弯も消失します。

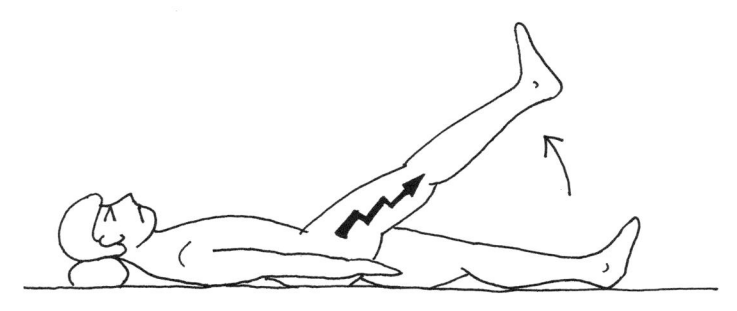

図1-22　ラセグー徴候
　あお向けに寝て、片足ずつ上げてみます。痛い側が上がりが悪く、痛さが腰や足に放散すれば、腰椎のヘルニアが強く疑われます。

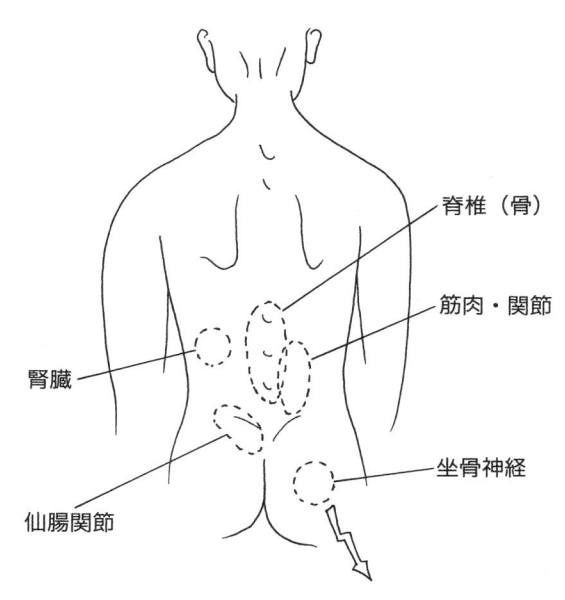

図1-23　腰背部の圧痛部位
　圧痛点（おさえて痛い点）から、腰痛の原因がわかることがあります。

7 どんな検査があるのか

　まず単純のレントゲン写真です。腰椎の正面、側面、右・左の斜位、それから前曲げ（前屈）、後方反り（後屈）の6方向のレントゲン写真をとります。

　続いては、磁気共鳴画像（MRI、図1-24）です。このMRIは、レントゲン写真では見られない椎間板や、脊髄（神経）、神経根などがよく見られます。皮下脂肪の厚さや筋肉までが見えます。骨ではない軟部組織の情報が大変多く、診断には大切な検査です。レントゲンでは骨を診ます。MRIでは骨だけでなく軟部組織もみます。

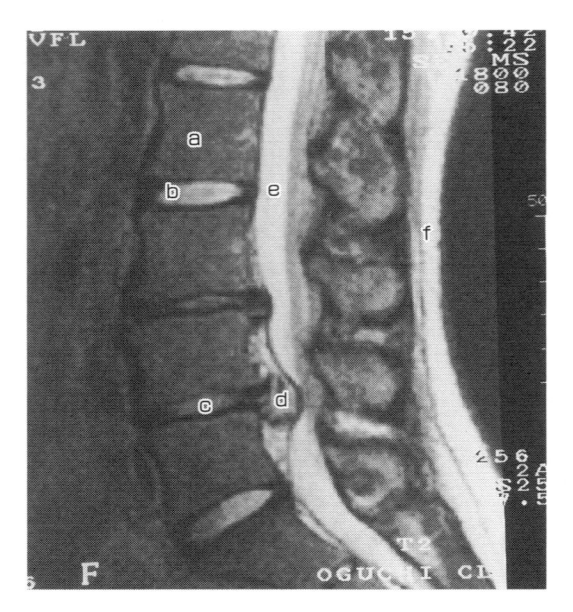

図1-24　腰椎の磁気共鳴画像（MRI）
T2強調画像（長い時間かかってうつした（撮像した）もの）
a：背骨（椎体）　b：正常の椎間板
c：変性した椎間板　d：脱出した椎間板ヘルニア
e：脊髄（神経）　f：皮下脂肪

8 どんな治療方法があるのか

　全ての治療方法は付表1及び第4章に示しますが、腰痛時はまず安静です。痛み止めの内服薬、お尻に入れる坐薬、痛い所に貼る湿布です。少し痛みの強い人にはコルセットがあります。コルセットも簡単なものから、うすい鉄板の入ったしっかりしたコルセット（ダーメンコルセット）までいろいろとあります。

　これでも治らなければ、お尻の少し上の仙骨裂孔（せんこつれっこう）という所から注射をします（硬膜外注射（こうまくがい）（ブロック）、図1-25）。この注射が効く人は1週間

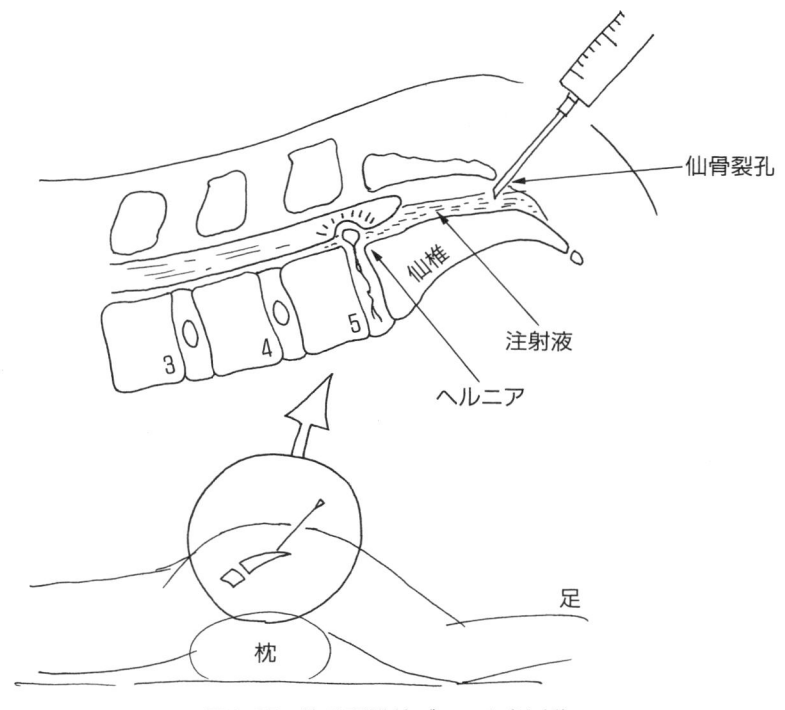

図1-25　仙骨硬膜外ブロック（注射）
　肛門の少し上の仙骨裂孔から注射をします。局所麻酔剤を注入すると神経を包む袋（硬膜）の外側へ薬が入り痛みがとまります。

に1本で10本くらい続けることができます。この注射が効かない人には入院を勧めます。入院すれば、椎間板経由で局所麻酔剤（例えば商品名のキシロカインなど）と副腎皮質ホルモン剤（ステロイド剤、商品名でリンデロン、プレドニンなど）を注入します（図1-26）。また神経根に直接針を刺して、局所麻酔剤、ホルモン剤を入れ痛みが止まるかどうかをみます（図1-27）。麻酔剤ですぐにでも痛みが止まれば、その麻酔剤を

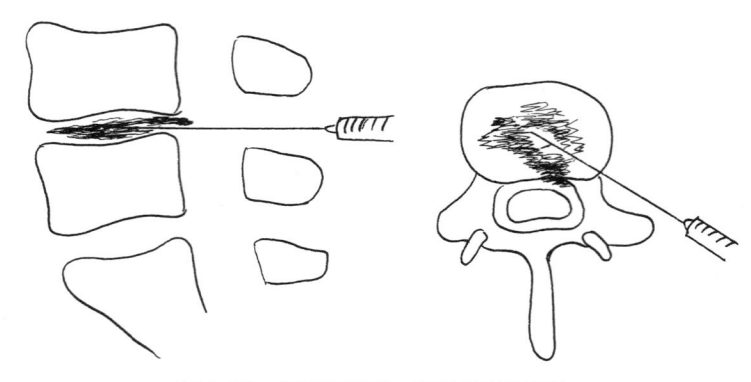

図1-26　椎間板造影、椎間板内注射法
椎間板をうつし出したりヘルニアがどちらの方向に出ているかを調べます。椎間板内に薬を入れて治療もできます。腰椎ではよく行います（図1-53、51頁も参照）。

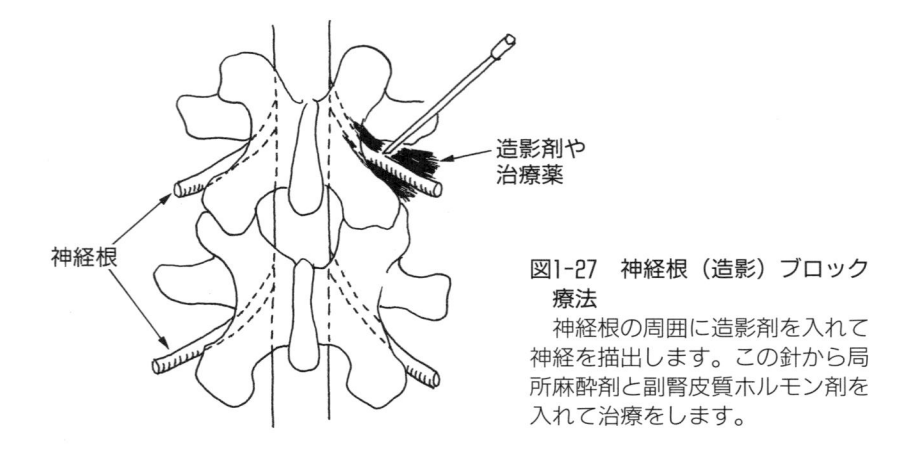

図1-27　神経根（造影）ブロック療法
神経根の周囲に造影剤を入れて神経を描出します。この針から局所麻酔剤と副腎皮質ホルモン剤を入れて治療をします。

入れた辺りに痛みの原因があると考えます。

　千葉大学の先生の研究によると、第2腰神経根を麻酔剤で麻痺させる（ブロック）と腰痛が消えるといわれています。この根の中を腰部の交感神経が束になって通っているからです。

9　自分の家でできる方法

　安静は家でもできます。しかし自分で自分をコントロールしなければ治りません。つい起きあがってしまったり、少し良いとゴソゴソし出す人は病院に入院した方が良いでしょう。病院によってはトイレと洗面だけは良いが、あとはベッドの上で安静にしなさいと厳しく規制しているところもあります。

　薬を飲むこと、坐薬を入れることや湿布も自分の家でできるでしょう。骨盤の持続けんいんも自宅でできます。ただし、けんいんの道具を買う必要があります。義肢装具を扱うお店で売ってくれます。整形外科医に御相談下さい。1996年10月現在では、一式 **6万円位** です。他の治療法は家では困難です。

10　通院でなおす方法

　上の自分の家で治す方法に加えて、病院では骨盤の腰椎間欠けんいん（図1-28）、温熱治療（図1-29）、電気治療（図1-30）ができます。また、硬膜外注射（図1-25）もできます。神経根造影及びブロック療法（図1-27）、椎間板内注射療法（図1-26）、椎間関節内注射（図1-31）も外来でできないこともありませんが、注射後痛くなることもあり、入院患者さんに行うことの方が安全なので、一般的には入院で行います。

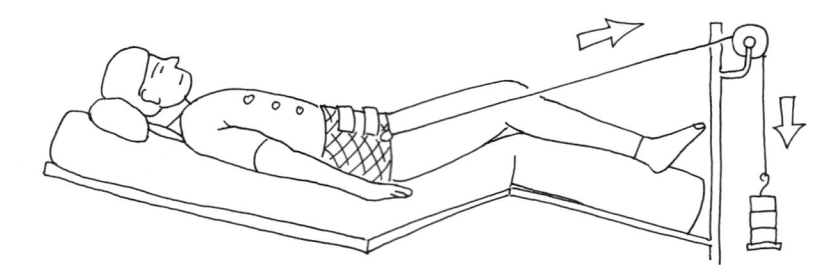

図1-28 腰椎間欠又は持続けんいん

　腰部を少し前に曲げ、股関節を曲げ、膝関節も曲げた位置で腰を引っぱります。この動きを少し時間をおきながら何回かくり返します（間欠けんいん）。又は、重りをつけて、ずっと引っぱり続けます（持続けんいん）。腰を曲げて引っぱると脱出した椎間板の周囲の線維輪が引っぱられ、椎間板ヘルニアを前方に押し込める力が働きます。このため症状が軽くなります。股関節、膝関節を90°に曲げて腰を引っぱる90-90法というのもあります。

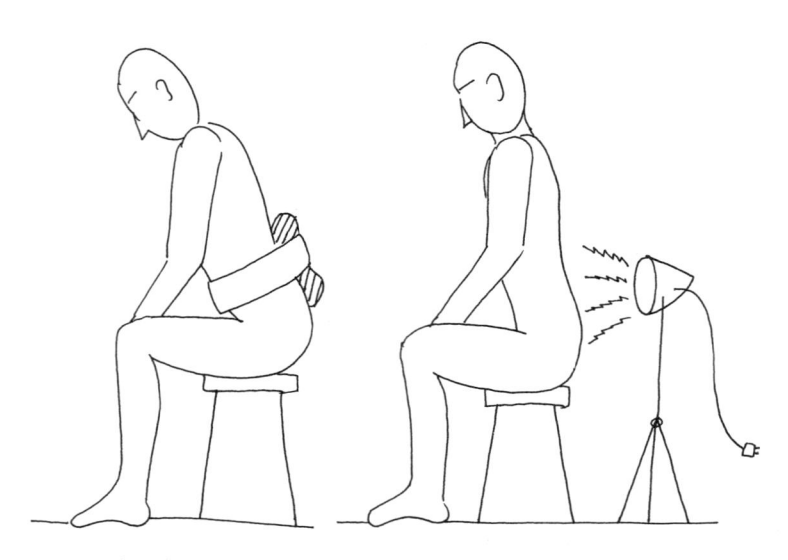

Ａ：ホットパック　　　Ｂ：極超短波や超音波

図1-29　温熱療法
体を温ため痛みを少なくする方法です。

3 腰痛はどうしておこるのか

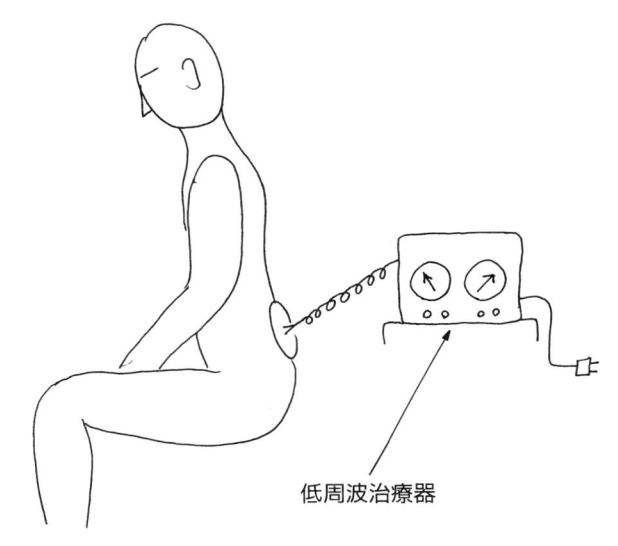

図1-30 電気治療
電気を流し痛みを和らげる方法です。

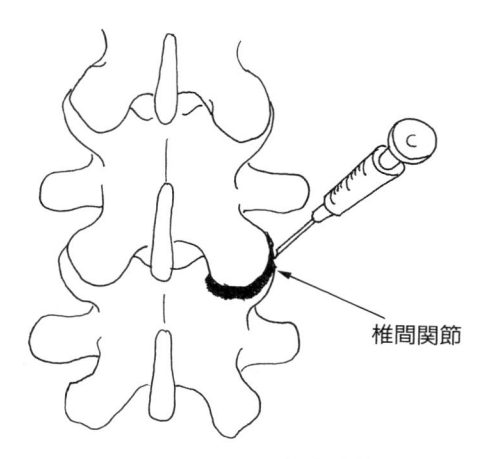

低周波治療器

椎間関節

図1-31 椎間関節内注射
　ギックリ腰では椎間関節がずれ（亜脱臼）たり、関節をつくる袋や膜（関節唇）がはさみ込まれた状態ではないかと考えられています。この椎間関節への注射で痛みがとれれば、この関節が腰痛の原因ということになります。

11　入院してなおす方法

　入院しますとベッド上の安静が容易に守られます。寝ている事の方が多くなります。外来の続きで温熱療法（図1-29）、持続骨盤けんいん（図1-28）、電気治療（図1-30）、硬膜外注射（図1-25）が行われます。椎間板内注射（図1-26）、神経根ブロック（図1-27）、椎間関節内注射（図1-31）、椎間板ヘルニア押し出し法（図1-32）、腰（脊髄）神経後枝焼灼術（図1-33）、経皮的椎間板（髄核）摘出術（図1-34）などの方法が容易となります。いろいろやっても治らず、社会に出て働かなければならない場合には、また1カ月以上入院していても良くならなければ、手術で治せるところがあれば手術をした方が良いでしょう。

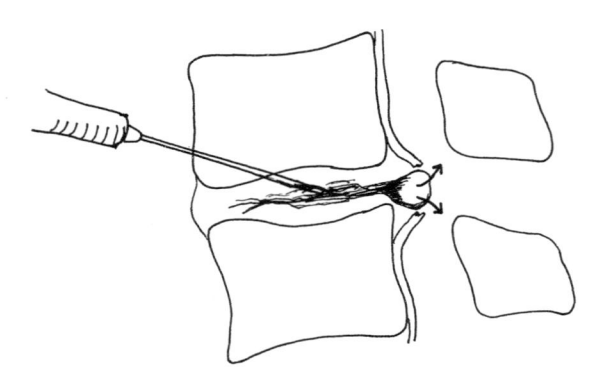

図1-32　椎間板ヘルニア押し出し法（吉田法）
　腰のヘルニアのある椎間板に針を入れ薬を多量に注入し、出ようとしている椎間板ヘルニアをさらに押し出して痛みをとる方法です。押し出されたヘルニアは数カ月で消えてなくなるといわれています。

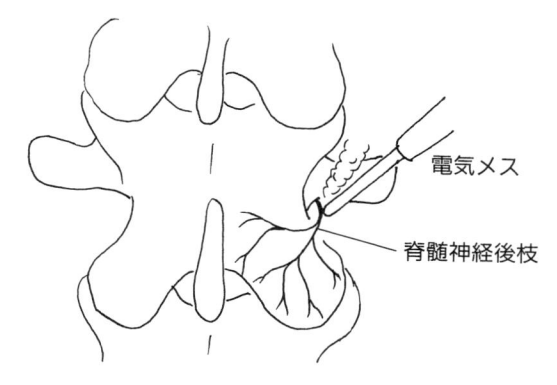

図1-33 脊髄神経後枝焼灼術

椎間の関節症状（痛み）が強いときは、主病巣の手術と同時に、関節へ行っている細い神経を焼いて、その神経の働きを止めることがあります。

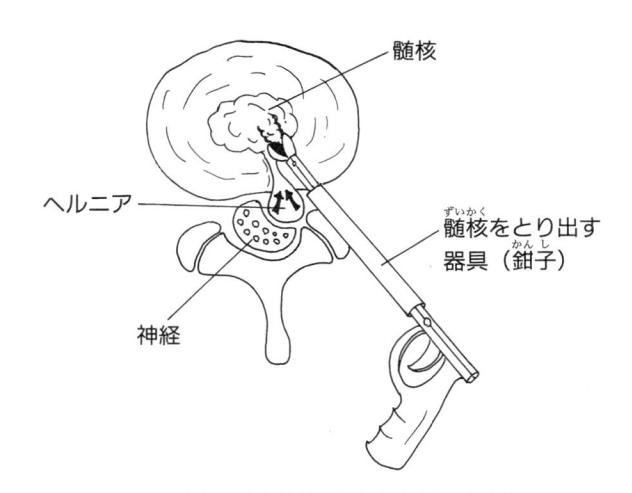

図1-34 経皮的椎間板（髄核）摘出術

立っていると腰が痛くなるのは、立つことによって椎間板に力が加わり、とび出した椎間板ヘルニアにさらにとび出すような力が加わり、神経を圧迫するからです。この摘出術は、椎間板に残った髄核を鉗子でとり出して力の伝達を遮断してしまおうとする方法です。鉗子でとるかわりにレーザーで焼く方法もあります。

12　手術をしなければならない場合

　先に述べたように、入院していろいろな方法で治療をしても１カ月以上も良くならない場合で、手術をして良くなる方法があれば手術になります。しかし決定権は患者さん本人にありますので、いやであればやめた方が良いでしょう。数カ月、１年と痛みがやわらぐのを待つ人もあります。しかし次の場合には、可能ならば手術をした方が良いと思われます。
　　・おしっこが出ない場合や、よく出ない場合
　　・神経の麻痺がある場合、足の感覚が悪くなったり、足の力、筋力が弱くなってきた場合
　神経は手遅れになると治りにくいからです。逆に早く治せば回復してもとにもどります。

4　手足のシビレが始まったら

1　どうしたらよいのか

　シビレは神経の軽い障害の時におこります。長時間正座をすると、最初は足が痛くなりますが次第にシビレにかわります。シビレが強くなると感覚がわからなくなり、感覚麻痺となります。感覚がなくなると力も入らなくなり、立とうとしても立てません。このように神経へ行く血行が悪くなる、つまり循環障害がおきますと、痛みやシビレという症状が始まるのです。この原因をつきとめるのには検査が必要です。

2　どこにかかるのか

　まずシビレの原因をつきとめます。

　神経に詳しい医師は、神経内科、整形外科、脳神経外科です。これらの先生に診察を受けることをお勧めします。しかし、これらの先生でも神経に詳しくない先生もいますので、よく説明をしてもらえなければ、別の医者にかかって下さい。また、これら以外の他の科の医師でも神経に詳しい医師もいますので、患者さんの評判を聞いたりして診察を受けて下さい。

3　どんなことが問題になるのか（問診に答えるために）

　いつ頃から、どの部位からシビレが始まったのかが参考になります。両手、両足はどうなのか、その後の変化はどうなのか、また、手や足が使えない程に悪くなったのはいつ頃か、歩きにくくなったのはいつ頃かなどが問題になります。家族の中に同じような人がいないかどうかも参考になります。

4　どうしてシビレが起こるのか

　先程述べましたように、シビレが起こるのは、神経に行く血行が悪くなった時や神経が圧迫されて神経の中の物質の往来が悪くなった時です。血のめぐりが悪くなれば、神経は麻痺してきます。高速道路上の車が上下線を走るように、神経の中にも物質の通る路があり、高速道路を空からながめたように物質が行き来しています。神経が圧迫されると、この物質の行き来が悪くなって停滞します。また、付近にももれ出します。あたかも高速道路で交通事故が発生し、車が止まり、近くの一般道路に他の車が流れ込み一般道路が混雑するのと同じ事が、神経の中や周辺におこります。そうするとシビレを感じるようになるのです。

5　どんな診察があるのか

　手のシビレがあれば、手から頭（脳）までの神経回路の故障の部位がどこかを調べます。足がシビレていれば、足先から頭までの神経回路を調べなければいけません。シビレは人によって表現が違いますので、触った感触が悪くなったのか、つねって痛みの感覚が悪くなったのか、また手足が動かなくなったのかをチェックします。したがって筆で触ったり、つねったり、針先で皮膚をつついたりして調べます。また、手足の運動神経が鈍くないかどうかを調べます。次に力比べをします（筋力テスト）。この時には思いきり、一瞬の力を最大限に入れて下さい。また、手足の運動力をみます。手指の曲げ伸ばしを10秒間します（図1-35）。また、片足で20秒間以上立っていられるかどうかをテストします（図1-9、11頁）。腱反射といって、膝や足・前腕を小さいゴムのハンマーで叩いて反応をみます（図1-10、12頁、図1-36）。首（頸）がおかしいと判断すれば、首（頸）を前に曲げたり後ろへ曲げたり、上から頭を押さえつけたりして神経を刺激してみます。

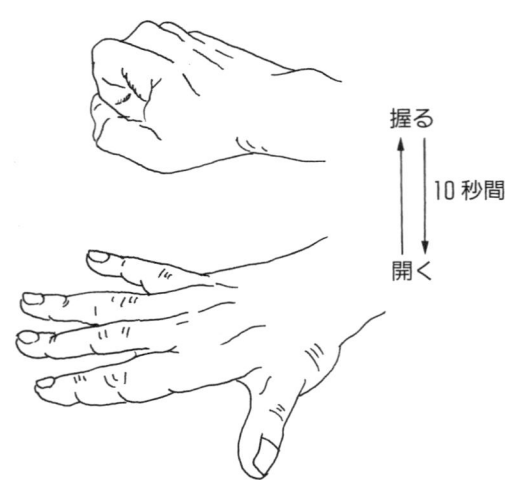

図1-35　手指屈伸10秒テスト
　10秒間続けて何回できるかをはかるテストです。20回以上できれば健常者です。

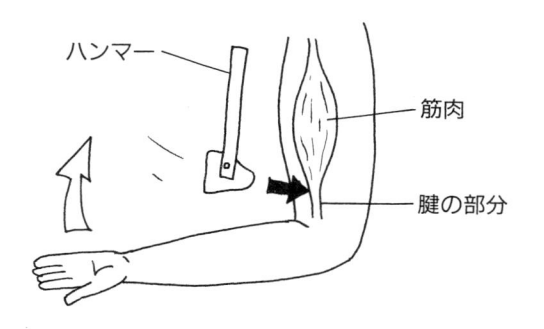

図1-36 腱反射
ハンマーで腱の部分をたたくと、正常な場合には手がはね上がります。

6 どんな検査があるのか

　前述したように神経の悪い所をチェックしたら、次には病気があると思われるところの単純レントゲンをとります。骨の破壊の有無、奇形、骨折、変形性変化、靭帯骨化症などをチェックします。レントゲンだけでは情報が少ないので、MRI（磁気共鳴画像）をとって椎間板の変性の程度、椎間板ヘルニア（図1-2、14、2頁、14頁）、脊髄腫瘍（図1-37）、脊椎腫瘍（図1-38）、靭帯骨化症（図1-39）、脊髄空洞症（図1-40）などをみます。これでもはっきりしない時には脊髄造影（図1-15、14頁）をします。ついでに、検査後CT（コンピュータによる断層写真）で撮影し（図1-16、15頁）、脊髄への圧迫の程度をみます。

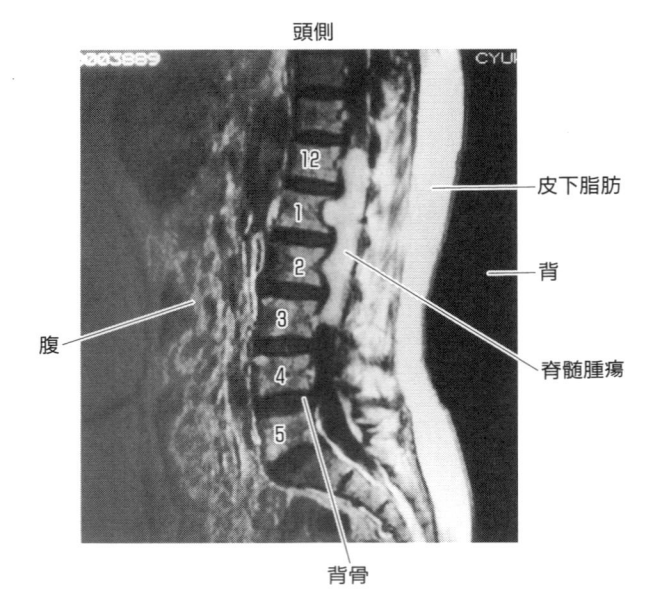

図1-37 脊髄腫瘍 （MRI T$_1$）

　40歳の女性です。第12胸椎から第3腰椎にかけて脊髄に腫瘍がみられます。この図は造影剤によって特に腫瘍をよく描き出したものです。この腫瘍は10年位かかってゆっくり大きくなったものです。良性でコロッととれました。

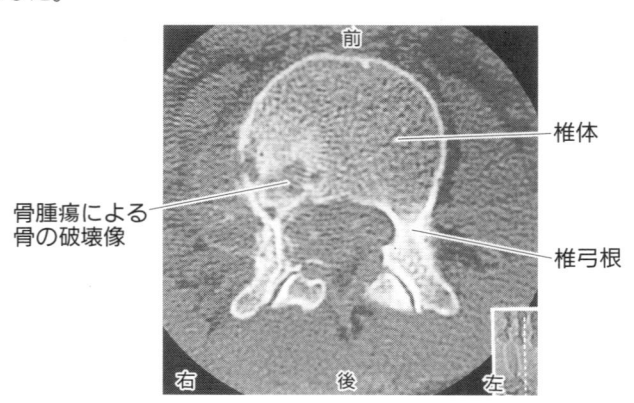

図1-38 脊椎腫瘍

　背骨（第7胸椎）のCT（computed tomogram、コンピューターによる横断層像）です。右の椎弓根から椎体にかけて骨の破壊がみられます。骨腫瘍の像です。

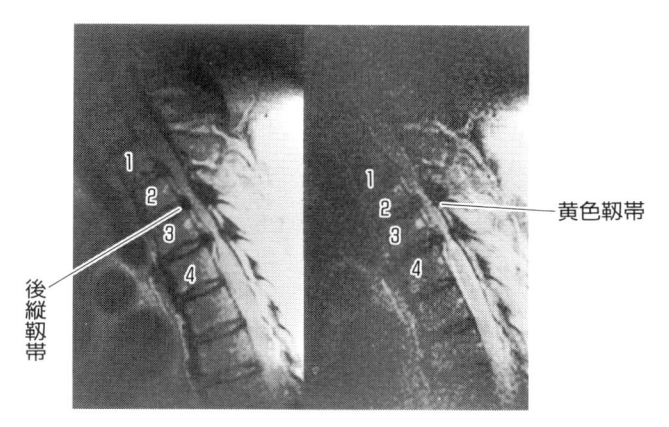

図1-39 胸椎後縦靱帯、黄色靱帯骨化症

70歳の女性で両足のシビレを訴えます。第1、2、3、4胸椎部に前方から胸椎後縦靱帯の骨化が、後方より黄色靱帯の骨化がみられます。この図では黒いもの（靱帯）が、白い脊髄を圧迫しているのです。圧迫されて脊髄は大変細くなっています。

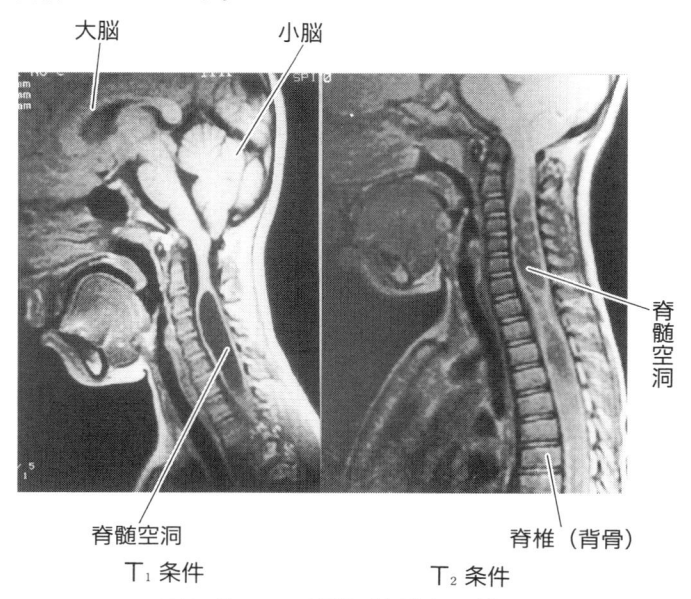

図1-40 MRI 頸椎（脊髄空洞症）

子供のMRIです。体の中の構造がよくわかります。小脳が頭蓋骨から背骨の方へはみ出し、脊髄液の流れをとめるために脊髄の中に液が流れ込んで水がたまっています。

7 どんな治療法があるのか

　手のシビレで首（頸）の部分（頸椎）が悪ければ、頸椎のけんいん療法があります。頸椎椎間板ヘルニア、変形性頸椎症に効果があります。頸椎けんいんでは、引っぱったからといって頸椎椎間板ヘルニアがへこむわけではありません。腰の場合と同様に、ここでも安静が神経の周辺の圧迫刺激をとり、神経周辺のはれ（炎症）をとるのです。

　このけんいんによる安静以外にはあまり良い方法がありません。カイロプラクティックは頸椎部では危険です。ゆっくり引っぱる位は良いでしょうが、ひねったりねじったりして椎間板ヘルニアでも飛び出せば手足が麻痺します。実際、全国では相当数の患者さんが麻痺し、手術を受けたりしています。カイロプラクティックをする場合には、先にMRIで診断し危険がないことを確かめた上で行うと良いでしょう。けんいんで治らない場合には温熱療法、レーザー電気療法です。良い効果が期待できない場合には手術となります。

8 自分の家でできる方法

　先に述べたように頸椎のけんいんは家でも可能です（図1-17、15頁）。ただし、けんいんの器械を買っていただかなければいけません。整形外科医に聞いてみて下さい。

9 通院でなおす方法

　これも、頸椎けんいん、電気療法（超音波、低周波）、レーザー温熱療法、ホットパック等を行います。症状が軽ければ通院で治ることもあります。椎間板ヘルニアは時として小さくなりますが、腰のヘルニアほど小さくはなりません。

10 入院してなおす方法

入院して、トイレ・洗面以外はベッド上で安静を保ち、頸椎のけんいんを続けると症状が軽くなります。満足ゆくほど症状がとれれば良いのですが、とれない場合は椎間板経由で麻酔剤やステロイドを注入します（図1-41）。これでも治らない場合には手術となります。

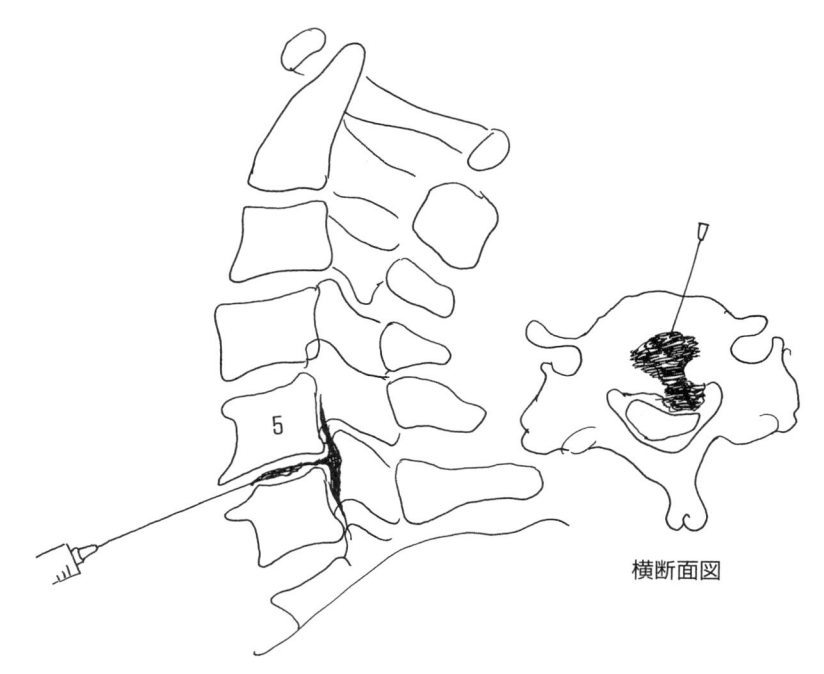

横断面図

図1-41　椎間板造影・椎間板内注射法
椎間板をうつし出したり、椎間板から薬を入れる方法です。

11 手術をしなければならない場合

手術以外の方法で治療してもなかなか治らない場合や、神経麻痺が高度で早く手術をした方が良い場合などがあります。また、脊髄の腫瘍や

脊椎の腫瘍で、放置しておくと腫瘍が大きくなり小さいうちに切ってとった方が良い場合などです。

12 どんな手術法があるのか

手術には首の前方から切って入って骨や骨化した靱帯、椎間板ヘルニア等を削り取る方法があります（図1-42）。また、首の後方から入って筋肉をきれいにはがして椎弓を出し、ドリルで削って脊柱管を広げる手術があります（図1-43）。神経が体の前方から圧迫を受けている場合には、その圧迫物を前方から取り除く、また後方から圧迫物が神経を圧迫

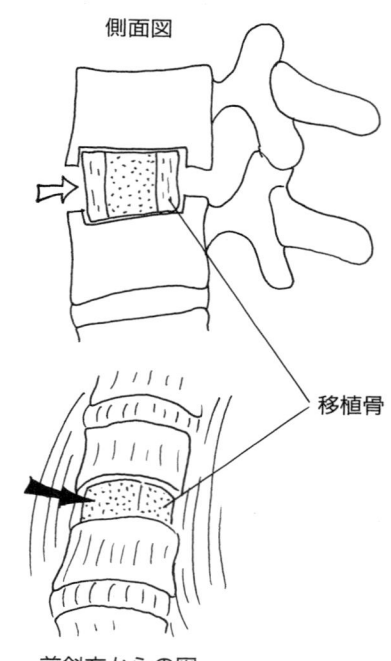

図1-42　頸椎前方除圧固定術（スミス・ロビンソン法）
　頸の前から入り、食道をよけて背骨に到達します。椎間板を切除して、また脊髄神経を圧迫しているものを切除します。切除したすきまに骨を植える手術です。

している場合には後方から圧迫物を取り除くというのが原則です。前方からの手術は、頸椎前方除圧固定術（図1-42）といいます。頸椎椎間板ヘルニア、頸椎後縦靱帯骨化症などの病気の時に行われます。後方からの手術は、椎弓切除術（図1-44）、椎弓一塊切除術、椎弓形成（還納）術（もとにもどす手術）（図1-45）、脊柱管拡大術（図1-43）等があります。神経の入っている脊柱管が狭くなる病気や、脊髄の腫瘍の時に行われます。頸椎後縦靱帯骨化症では前方よりも後方からの手術の方がよく選択されるようになりました。

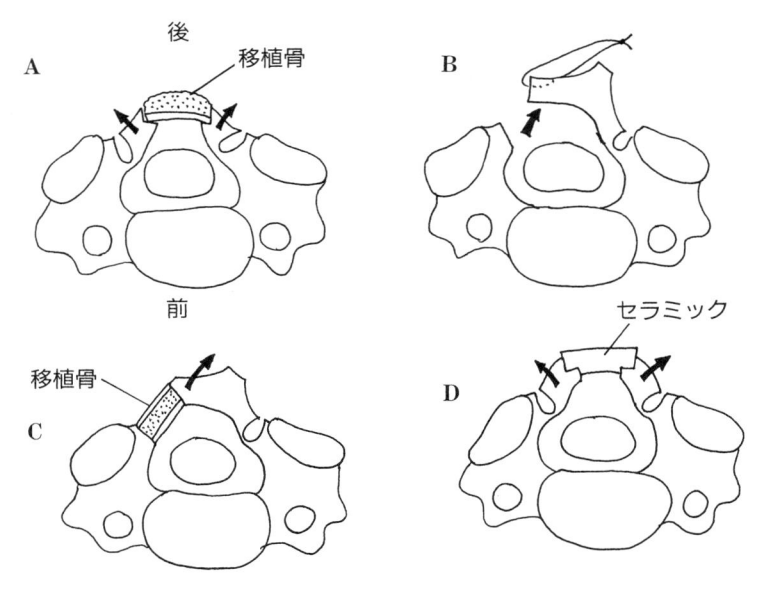

図1-43　頸椎脊柱管拡大術
　手足のシビレのある人によく行われる手術です。神経の入っている背骨の管を図のように広げます。神経への圧迫をとる手術です。

脊髄
この部分の骨を
はずすようにとり除く

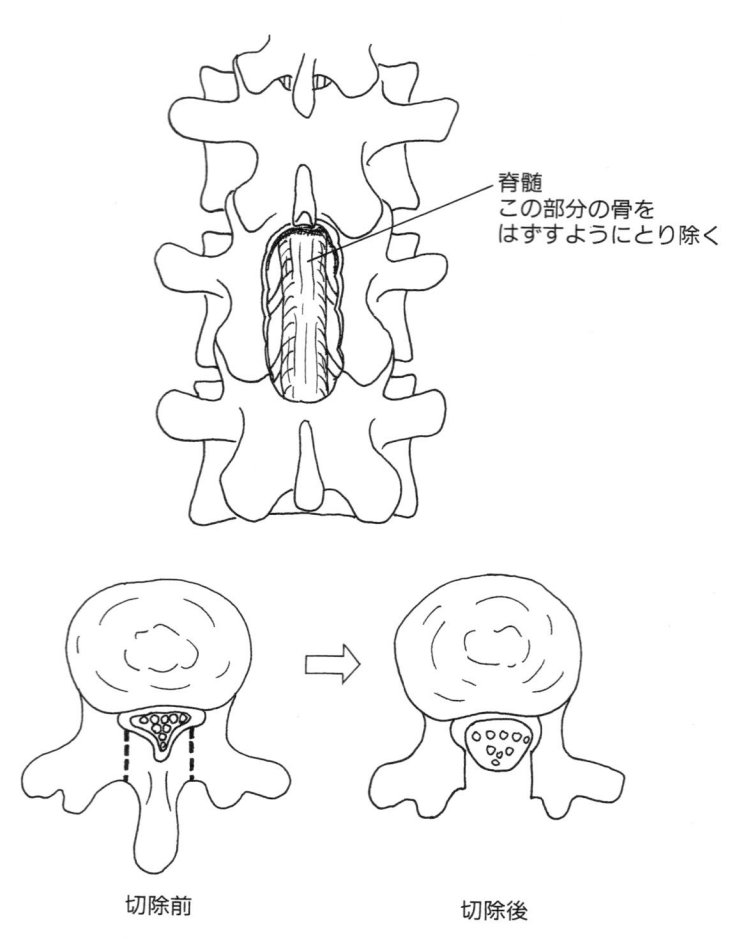

切除前　　　切除後

図1-44　椎弓切除術
後ろからはずすように骨を除き神経圧迫をとります。

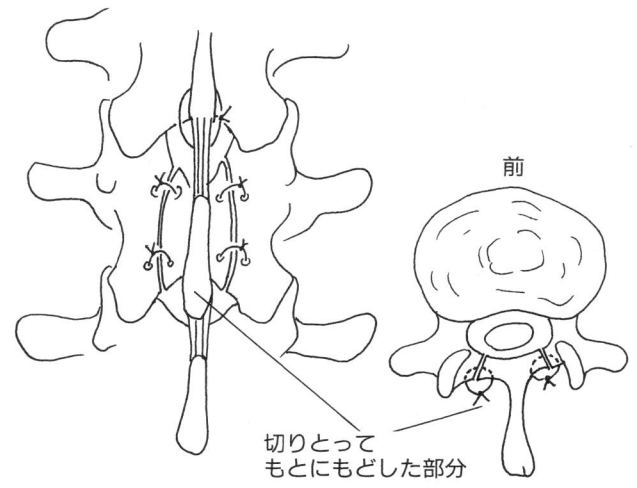

図1-45　椎弓形成（還納）術（切り取った骨をもとにもどす方法）
　小さな振動するノコギリで椎弓を切ります。これで大きく脊柱管内を見ることができます。脊髄神経を圧迫するものを切除します。切除できたら図のように椎弓をもとにもどしふたをする手術です。4カ月位で骨はつき、背骨がもとに近い状態でなおります。

5　歩くのが困難になった場合には

1　どうしたら良いのか

　歩けなくなる前に医者にかかって下さい。歩けない原因はいろいろあります。よく調べなければなりません。歩くという事は、いつも歩いている人には何でもないことです。しかし、一度神経が悪くなって歩けなくなった場合には大変なことが起こっているのです。ふたたび歩けるようになるまでには相当長い年月がかかります。毎日リハビリの訓練が必要です。

2 どこにかかるのか

かかりつけの家庭医か整形外科医にかかって下さい。頭がぼけたとか神経の麻痺が疑われる時には神経内科にかかって下さい。歩くという事は、頭（脳）、せぼね（脊髄）、足の関節（股、膝、足）、骨（脊椎骨、骨盤、大腿骨、下腿骨）、すじ（靱帯）、筋肉、神経など全てが上手に働かないとできません。従ってこれらの臓器を扱う科、即ち神経内科、脳神経外科、整形外科が診断と治療をしています。どこの部位が悪いのか見当がつけば、その担当の科に最初からかかって下さい。

3 どんなことが問題になるのか（問診に答えるために）

いつ頃から歩けなくなったか、最初はどんな事から始まって歩けなくなったのか、急に歩けなくなったのか、徐々に歩けなくなったのか、休み休み歩くのか、歩くと痛いところはあるのか、どこの部分が痛いのか、体重をかけなければ痛くないのか、右足か左足かどちらが悪いのか、どのような歩き方か、階段では手すりがいるのか、杖はいるのか、手は何ともないのか、手のシビレはないのか、ぎこちなくはないのか、箸は持てるのかなどですが、病気がはっきりしない場合にはいろいろなことが聞かれます。病気の的がしぼれれば、さらに細かい質問があります。

4 どんな診察があるのか

まず歩いてみて下さい。歩けたら、次はつぎ足（図1-46）で歩いてみて下さい。しゃがんだり（図1-47）立ったりしてみて下さい。片足で立って下さい（図1-9、11頁）。20秒間立っていられますか。反対側の足で立ってみて下さい。これは、だんだん足で立つ面積を狭くして立てるかどうか検査しているのです。片足で20秒間安定して立っていられたら正常です。ご安心下さい。たぶん走ることもできると思います。

立てなければ、頭、首、背骨、腰、骨盤、股の関節、膝、足の関節と細かい診察があるはずです。また両下肢の血行をみます。足背や、膝裏の動脈が触れるかどうかです。

5 どんな検査があるのか

病気と思われるところがあれば、すぐにとれるレントゲン（単純撮影、図1-13、13頁）と中味が見える磁気共鳴画像（MRI、図1-14、14頁）を行い

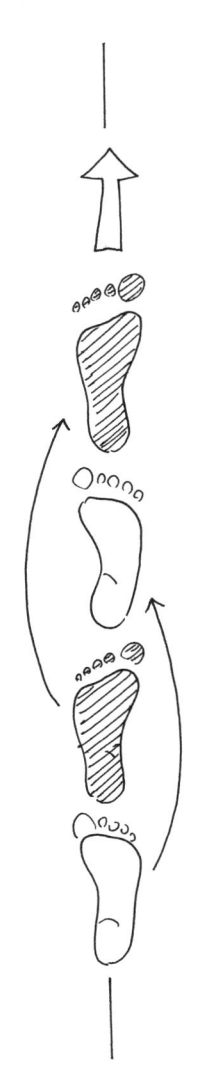

図1-46 つぎ足歩行
右足と左足をくっつけて歩く歩行です。床への接地面積を小さくして不安定にする負荷テストです。

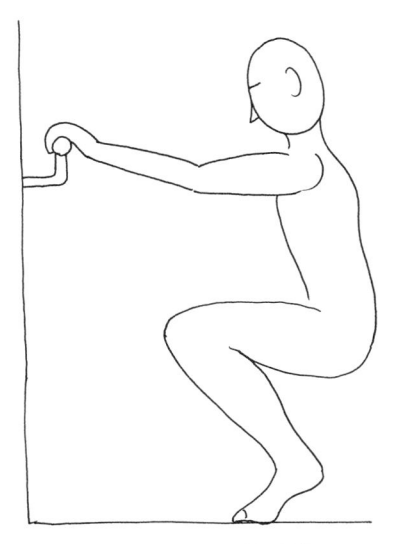

図1-47 しゃがむ動作

図1-48 血管造影（脊髄）

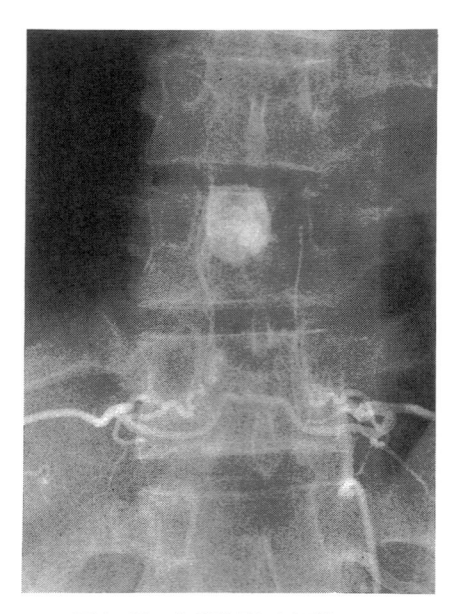

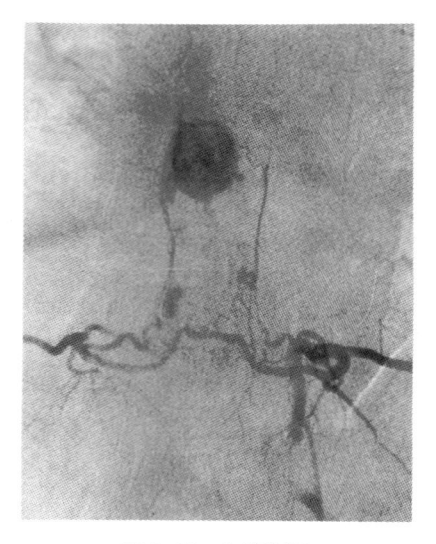

図1-49 血管造影
血管だけをとり出したもの。丸い所は血管の腫瘍です。

ます。あとは必要に応じてレントゲン断層像、血管造影（図1-48、49）、脊髄造影（図1-50）、コンピューター断層像（CT、図1-16、15頁）、腹部から両下肢に行く血管の造影等を行います。医師からよく説明を受けてから撮影に臨んで下さい。

6 どんな治療が行われるのか

　頭の病気であれば脳神経外科の先生によく聞いて判断して下さい。ここでは著者の得意な分野である脊椎・脊髄の病気についてお話ししましょう。歩行できない程の症状になる病気は、首では頸椎椎間板ヘルニア（図1-2、2頁、1-14、14頁）、高度の変形性頸椎症（図1-5、6頁）、頸椎後縦靱帯骨化症（図1-51）、脊髄腫瘍（図1-37、38頁）、癌の頸椎への転移等があります。これらは歩行できない程の症状になれば手術が必要です。手術には頸椎前方除圧固定術（図1-42、42頁）、頸椎後方か

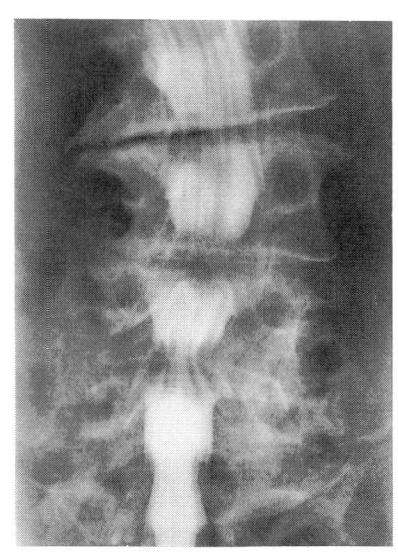

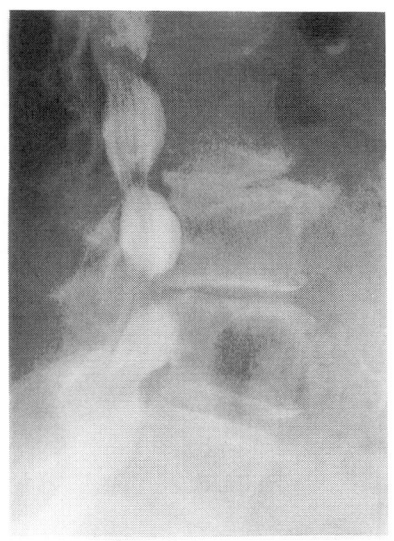

5 歩くのが困難になった場合には　49

図1-50　脊髄造影（腰椎）
脊髄や馬尾神経の周囲には脊髄液がとり囲んでいます。この液の中にレントゲンでうつる造影剤を入れてからレントゲンをとったものです。神経が1本1本よく見えます。この像は腰部脊柱管狭窄症の像です。あちこちで神経が圧迫されています。神経が十分に描かれていません。

らの脊柱管拡大術（図1-43、43頁）が必要です。脊髄腫瘍では、一塊としての椎弓切除術（図1-44、44頁）に加えて腫瘍摘出術、さらに椎弓形成術（図1-45、45頁）が行われます。簡単にいうと、神経を押して圧迫している物をとってしまう手術と腫瘍など、でき物の場合にはそれをとる手術です。また、脊髄や神経の入っている器を大きくする手術です。

　胸椎部では、癌の転移（図1-52）による脊髄（神経）の麻痺、脊髄腫瘍（図1-37、38頁）、結核菌による脊椎カリエス、脊椎後縦靱帯骨化症（図1-51）などです。胸椎の手術にも前方除圧固定術（図1-42、42頁）と後方からの椎弓切除術（図1-44、44頁）、椎弓形成術（図1-45、

45頁）があります。

　腰椎部では高度の腰椎椎間板ヘルニア（図1-24、26頁、図1-53）、脊髄腫瘍（図1-37、38頁）、癌の転移による腰椎の破壊（図1-52）、腰部脊柱管狭窄症（図2-5、69頁）、腰椎分離すべり症（図1-54）などです。腰椎部はいろいろな治療方法があります。くわしくは"3　腰痛はどうしておこるのか"の節（18頁）を読んで下さい。手術以外の治療方法をいろいろと書きました。腰の手術では、前方からの方法としては腰椎前方除圧固定術（図1-55）、後方からは腰椎椎弓切除術（ラミネクトミー、図1-44、44頁）、腰椎後側方固定術（PLF、図1-56）、腰椎後方からの前方除圧椎体間固定術（PLIF、図1-57）、腰椎椎弓形成術（すげ笠式、図1-58）などが代表的なものです。ことばがむずかしいので、よく図の部分を見て理解して下さい。

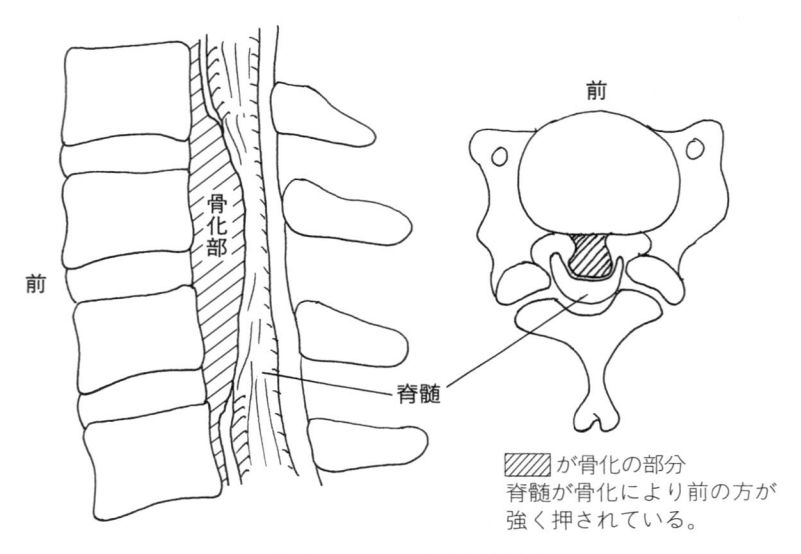

図1-51　脊椎後縦靱帯骨化症

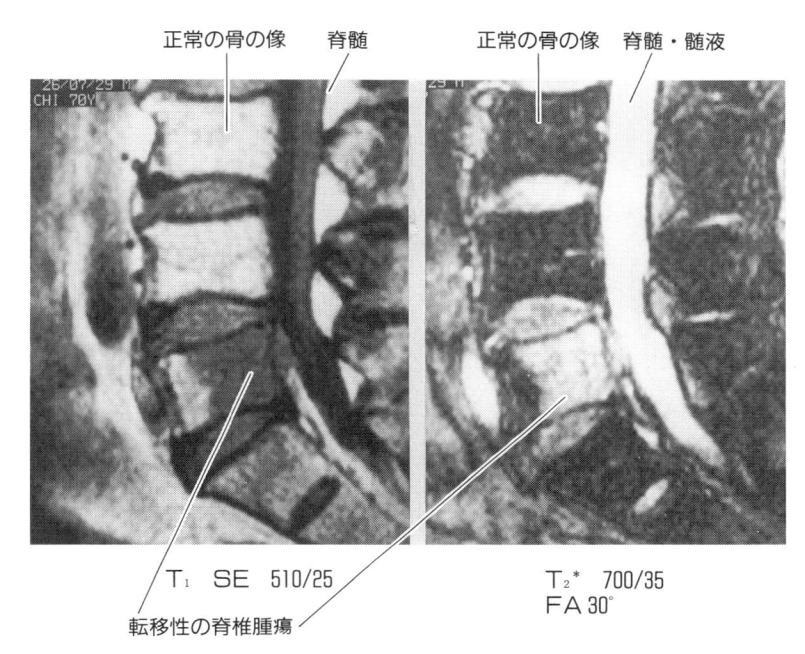

5 歩くのが困難になった場合には　51

図1-52　この例は胸椎ではなく第5腰椎の転移性の腫瘍（MRI）

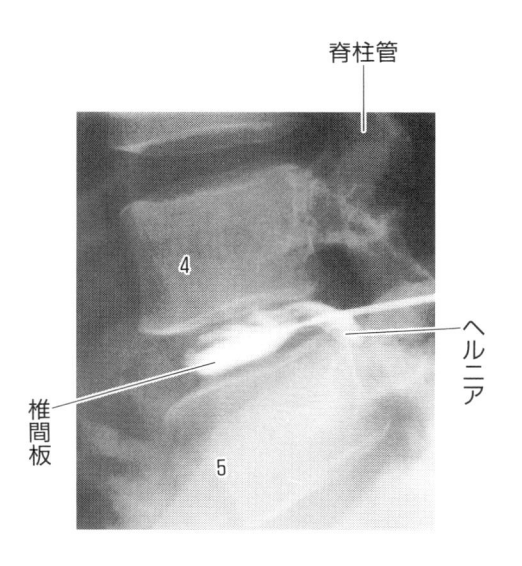

（画像ラベル：正常の骨の像、脊髄、転移性の脊椎腫瘍、T₁ SE 510/25、正常の骨の像、脊髄・髄液、T₂* 700/35 FA 30°）

図1-53　腰椎椎間板ヘルニア
　これは椎間板に後方より針を刺して造影剤を入れたもので、椎間板造影といいます。椎間板の中に入れた造影剤は後方へもれ出ています。このもれ出た経路を伝わって、椎間板の中の髄核が流れ出たものを椎間板ヘルニアといいます。椎間板造影で良くわかります。

（画像ラベル：脊柱管、椎間板、ヘルニア、4、5）

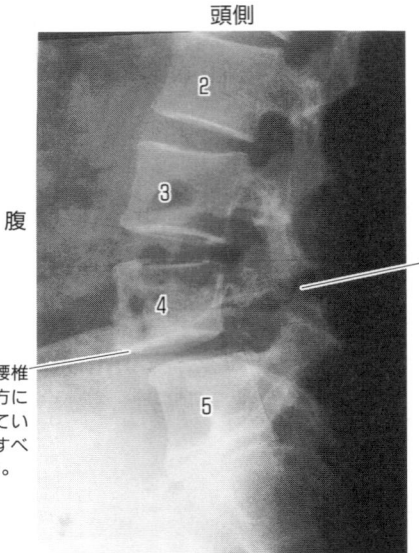

図1-54 脊椎（腰椎）分離すべり症

第4腰椎は骨盤に対し前方（腹側）にすべっています。このすべりは後方の椎弓が骨でくっついていませんので、今後もすべることが予想されます。腰を前に曲げたり、そったりしますとこの部分が大きく動きます。ここの椎間板はこわれやすく痛みの出る原因となります。症状が強い時には手術をして固める必要があります。

（画像ラベル：頭側／腹／2／3／4／5／背骨の椎弓部分が骨になっていない（分離症）／第4腰椎が前方によっている（すべり症）。）

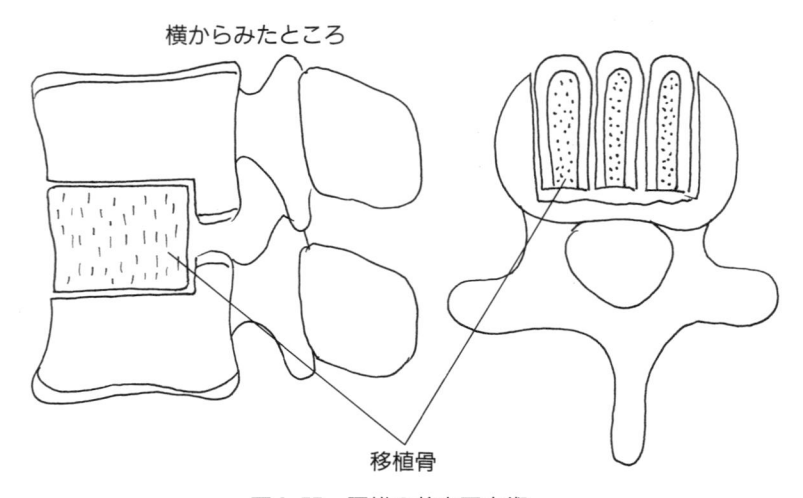

図1-55 腰椎の前方固定術

腰椎の間が不安定であったり、前の方に病気がある時は、開腹して前方の手術を行い、背骨の間に骨を移植して固定します。

（画像ラベル：横からみたところ／移植骨）

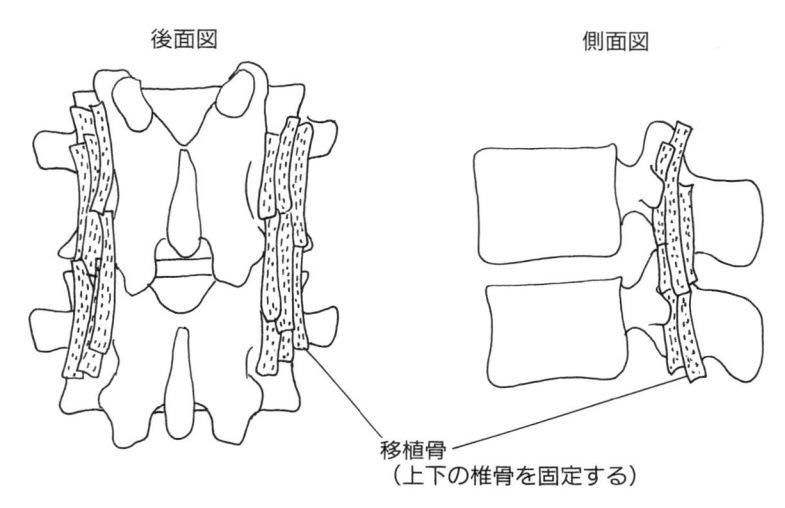

5 歩くのが困難になった場合には　53

図1-56　腰椎後側方固定術（PLF）
骨盤から骨をとって後側方に骨を植えます。骨が固まるまで体を固定する必要があります。

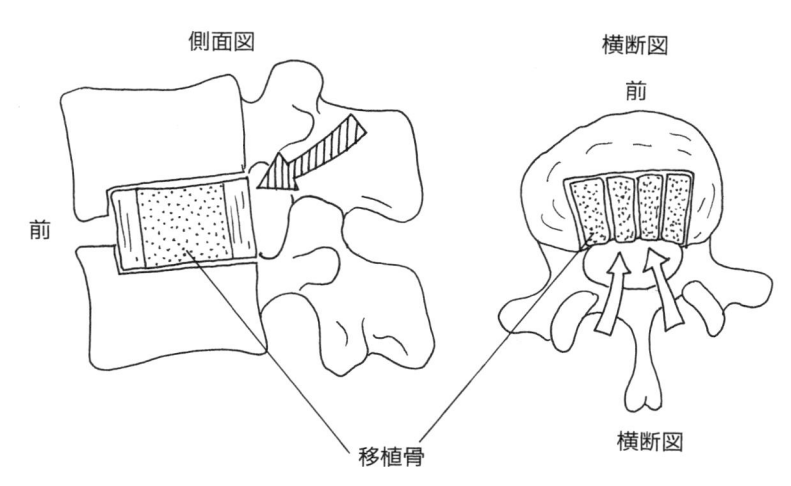

図1-57　腰椎後方からの前方除圧椎体間固定術（PLIF）
後ろから神経をよけて骨を植え上下の椎体を固定する。

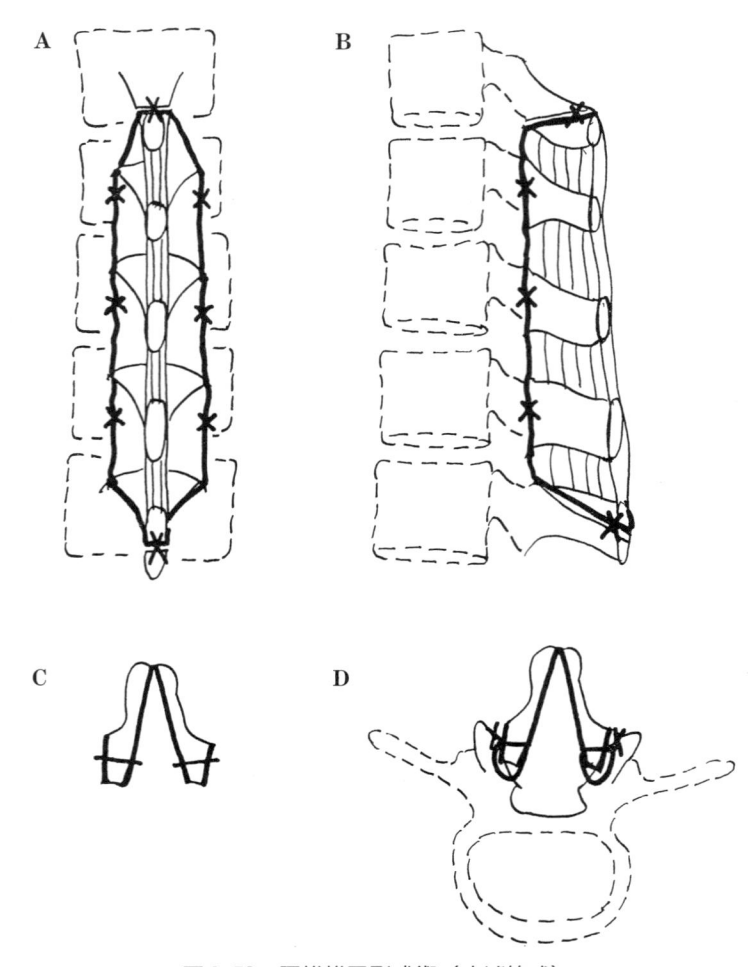

図1-58　腰椎椎弓形成術（すげ笠式）

A：椎弓切断部位（背側からの図）。実線が切断部位です。
B：椎弓切断部位（横からの図）。エアードリルか、ボーンソーを使って一塊として切断し頭側に翻転します。
C：椎弓、棘突起の縦割。神経への圧迫をとった後に切断した椎弓をもとにもどしますが、もどした場合に脊柱管が狭くなる場合には図のように腹側（下）から棘突起を縦に切り、**D**のように切断した椎弓の上にのせます。
D：すげ笠式の椎弓形成術。縦割りした棘突起をもとの椎弓の上にのせ糸で結びます。最近では吸収状の乳酸ピン（PLLA ピン）にて椎弓を固定しています。

7 自分の家でできる方法

　歩けない程の重症であれば、家庭でできることはほとんどないでしょう。病院での治療が必要です。歩けない原因を入院して良く調べてもらうことが必要です。

8 通院でなおす方法

　歩けなくなった人が通院で治す方法は、脊椎の病気ではほとんどありません。入院をして精密検査を受けて下さい。精密検査の結果、手術が必要といわれたらよく説明を聞いて判断して下さい。

9 入院してなおす方法

　すでにお話ししたように、入院後の精密検査で原因がわかれば、手術をしなくても良いのか、手術を必要とするのかが判断できます。手術の場合には、頸椎、胸椎、腰椎ともに"どんな治療が行われるのか"（48頁）で述べたように、いろいろな方法で治療をします。

10 手術をしなければならない場合

　人の一生（人生）はその人が決めるべきものですから、どうしても手術をしなければならないということはありません。しかし常識的に、歩けなくなる程悪く、手術をして歩けるようになるのなら手術をした方が良いでしょう。例えば、脊髄（神経）を押さえる病気（腫瘍、すじ（靱帯）の骨化したもの、椎間板のヘルニア、癌細胞が集まってできたもの、結核菌や他の細菌によりはれがあるもの等）があって、手術によって症状が良くなることがわかっていれば手術をした方が良いでしょう。ただし、その手術をするのが大変危険なものであればやめた方が良いでしょう。手術の内容とその先生が行う手術の危険度とを聞いて判断して

下さい。経験のある手術の上手な先生であれば、脊椎の手術も今では大変安全にできるようになりました。

6　手術といわれた場合

　手術の目的と、手術によってどんな良い事があるのか、どんな点が悪いことなのかを聞いて下さい。もちろん手術内容もわかる範囲で聞いて下さい。手術がうまくゆかなかった場合にはどうなるのかも聞いて下さい。よく説明があるはずです。それでも心配な場合には他の先生にも聞いて下さい。カナダでは第2の意見（second opinion）といって、他の医療機関を訪ねて他の医者の意見や手術の話を聞き、手術を受けることが習慣となってきました。良い点も悪い点もあるでしょうが、あくまでも慎重に手術を受けようということです。手術は何回もするものではありません。できたら1回ですませたいと誰もが思うものです。よく人の意見を聞いて判断して下さい。

■1　手術によって治せること、治せないこと

　背骨の手術によって、脊髄（神経）や神経を圧迫するものを取り除くことはできます。しかし神経麻痺が高度で長く続き、神経の回復機能が衰えている場合には、神経の回復が大変遅くなります。全く回復しなくなっていることもあります。神経細胞が衰えて神経が細くやせている（萎縮）場合には何らかの手や足の麻痺が残ることになります。その時点でも、早く手術をした方が神経の回復が良いのです。

■2　手術によっておこる神経麻痺

　背骨の手術をすると足が動かなくなるのではないか、車椅子になった

り寝たきりになるのではないかと、大変心配する人がいます。確かに車椅子になったり、寝たきりになったりする人も時にはいます（図1-59、60、62頁）。20年も前は手術方法が未熟で、神経麻痺になる人が割合多かったかもしれません。しかし、今は手術の技術も発達し、神経麻痺になる人は少なくなりました。神経の周囲は顕微鏡を使ってていねいな手術が行われます。顕微鏡で手術を行うと物が大きく見えますので、神経にそっと触れただけでも相当強く押さえたように見えますので神経を強く押えることが避けられます。血管や神経もよくわかりますので安全なのです。昔よりもずいぶん神経麻痺が少なくなり、起こっても軽くなりましたので、ご安心下さい。しかし、今でも未熟な技術の人が手術をしますと危険率は大きくなります。また、自動車が増えると交通事故が増えるように、手術件数が多くなるほど事故の件数も多くなります。これは気をつけていてもおこりますので、ある程度はしかたがないことかも知れません。しかし手術の事故は起こってはいけません。医師も毎回真剣勝負をしています。手術を勧められたら、勧めた先生が何度くらいこの手術を経験しているのか聞いてみて下さい。また、他の医師にも聞いて判断した方が良いでしょう。

3 入院時に準備すること（もの）

入院される時は、病院によって指示の違いはあるでしょうが、だいたい次のものを持参して下さい。

下着類、洗面用具、タオル、上履、魔法びん又はやかん、湯呑、箸、スプーン、盆など最小限の日用品及び印鑑、保険証、診察券、必要書類等です。多額の現金や貴重品は盗難の恐れがありますので持ち込まない方が良いでしょう。

4 手術前に準備すること（もの）

　病院によって違いはあるでしょうが、手術直後から必要なものは、ティッシュペーパー数箱、タオル数枚、T字帯（クラシックパンツ、フンドシ）数枚、運動靴などです。

5 自分の血を輸血するには

　輸血は昔から行われてきました。他人の血管（静脈）から血を採って血液の不足（貧血）した患者さんの血管の中にこの血を入れるのです。これも一種の臓器移植ですが、昔から認められています。血液型にはA、B、AB、Oと4種類あります。輸血のできる血液は同じ型のものです（異なった型のものもテストをして良ければ入れることができますが、通常は同じ型のものを入れています。異なった型のものを入れるのは、よほど血液が不足して困っている時のみです）。

　人の血液を入れると、その血液の中にある物質が全部入ってしまいます。伝染する病原菌が入っていればうつってしまいます。昔は輸血後、体が黄色になる（黄疸）ことが多く、原因が輸血された血液中の肝炎ビールスであることが長い間わかりませんでした。今は肝炎ビールスがよくわかるようになり、避けることができるようになりました。しかし、最近ではエイズビールス（HIV）が問題になっています。うつされては大変です。

　手術をする事になり、血がたくさん出ることが予想されれば、自分の血液をあらかじめとっておいて（採血）冷蔵庫にしまっておき、手術中や手術後に、自分の血管の中の血液が不足した場合には、この冷蔵庫の血液を出してきて入れることができます。これですと人の血液を入れなくてすみ、人の悪い病気をもらわなくてもすみます。ただし、手術前に元気がなく、自分の血が十分になければ、採ることはできません。元気

で十分な血液のある人では、手術の6週間前から当日までに、自分の血（自己血）を1,200ml位までとっておくことができます。手術前に手術をする先生とよくご相談下さい。

6　手術後の痛みは

　最近は手術後、脊髄（神経）の外側（硬膜外）に細いチューブを入れて、ゆっくりと連続して麻薬を入れ、手術後の痛みをとることが行われています。麻薬は、塩酸モルヒネをうすめて3〜4日間位でゆっくり持続的に入れます。これにより、以前に比べ痛み止めの筋肉注射をする事は少なくなっています。特に脊柱の手術では背中から手術をしていますので、このチューブを入れることが容易で、よく行います。これでも痛い時には、痛み止めの薬をお尻から入れます（坐薬）。何とか痛みをとるようにくふうしています。しかし手術後は安静が必要ですので、少しは軽い痛みが必要です。全く痛みがないと安静が守られない場合もあるからです。

7　手術後はどうなるのか

　背骨の手術では、軽い手術で数日間、大きな手術では10日間程の安静が必要です。2〜3日でベッドから起こすこともできますが、傷が痛むのと、手術の傷から出血したりはれたりするおそれがありますので、少なくとも4〜5日以後が良いと思います。手術方法によっては1〜2日から起こしても十分なこともあります。背骨の手術では、座りはじめたら座った姿勢を長く保つよりも、いっそのこと、めまいがなければすぐに立った方が良いでしょう。座った姿勢と立った姿勢では、背骨の曲がり具合が大変違うからです。座った姿勢では、首は曲げたままになり、背中は猫背のようになってしまいます。手術後は良い位置で背骨が固まるように、歩く時にも背筋をしっかりのばし、なるべく目は上を見て、

良い姿勢でいて下さい。腰を丸めた姿勢が長いと、その姿勢で固まってしまいます。もちろん、手術後は体にギブスを巻いたり装具をつけたりして、手術をしたところが動かないようにします。

8　つきそいは必要なのか

　健康保険上はつきそいは要りません。しかし24時間看護婦さんがそばにいるわけではありません。手術後はベッド上でおしっこをしたり便を出したり、傷の処置をしたりします。通常は個室に入りますから自分1人です。手術後、個室で1人で不安であれば家族の人にそばにいてもらって世話をしてもらいたいのが人情でしょう。つきそいの件に関しては看護婦さんとよく話し合って考えましょう。夜は看護婦さんも少なくなり、他の重症者がたくさん入院している時には手がまわらないこともあります。

9　手術後歩けるようになるのには

　背骨の手術では下半身の麻痺がなければ、手術後数日間で起きることができます。最初は、寝ていたため歩くのに力がなかったりふらついたりします。歩行器が必要となります。麻痺がなくても数日間は歩行器での歩行が必要でしょう。高齢者では長く、2週間くらい必要なこともあります。下半身に神経麻痺がある場合には、リハビリテーションが必要です。リハビリテーション期間は、神経麻痺が軽ければ短期間の入院ですみますが、神経麻痺が高度であれば長期間の入院が必要となります。麻痺のない場合には、退院は短くて手術後2週間、長くて4週間位です。

10 働けるようになるには

　首（頸）の手術で、後方からの手術では通常1〜2カ月くらい首（頸）にカラーをつけます。前方からの手術では、骨がくっつく（骨癒合）のを待つので、4カ月くらいカラーが必要です。

　働けるようになるには、事務職の人でカラーがとれてから1カ月後、現場でよく首（頸）を動かす人は2カ月後からでしょう。胸や腰の手術の人では、コルセットが2〜4カ月くらい必要です。働けるようになるには、事務職の人でコルセットをとって1カ月後から、現場で体をよく使う人は2カ月後からが安心です。時には骨のくっつきが悪く、長くコルセットをつけなければいけない人もあります。リウマチの人や他の病気で体全体が衰えている人はより遅くなります。手術で体内に金属が入った人では、これよりも短期間で就労することが可能です。しかし、骨がくっつく（骨癒合）時期には変わりありませんので無理をしないようにしましょう。

11 なおらなかった場合には神経は回復するのか

　神経麻痺が高度の人では、なかなか神経が回復しないことがあります（図1-59）。神経の回復は対数（log）の曲線（図1-60）のように最初はよく回復しますが、あとではゆっくりしか回復しません。6カ月位まではよく回復しますが、それ以後は回復速度が次第に悪く（遅く）なります。2年も過ぎるとほとんど回復能力はなくなったものと考えられます。しかし、その後も神経の芽が出て回復してくることもありますので、早合点であきらめないようにして下さい。

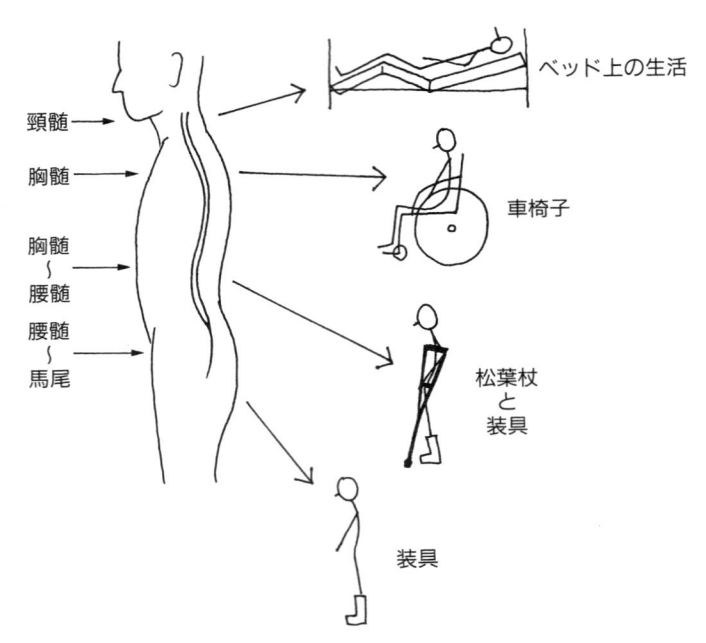

図1-59　脊髄の麻痺の場所と生活能力

　脊髄の麻痺の場所と日常生活がどこまでできるのかを示しています。例えば首（頸髄）で完全麻痺になりますとベッド上での生活になります。手は使えませんので、たとえ車椅子に乗せてもらっても自分では動かせません。胸髄部の麻痺では両手は使えますが両足が使えません。車椅子が必要です。腰髄麻痺になりますと、松葉杖とか装具で何とか移動できるようになります。馬尾の部分では下肢装具が必要です。

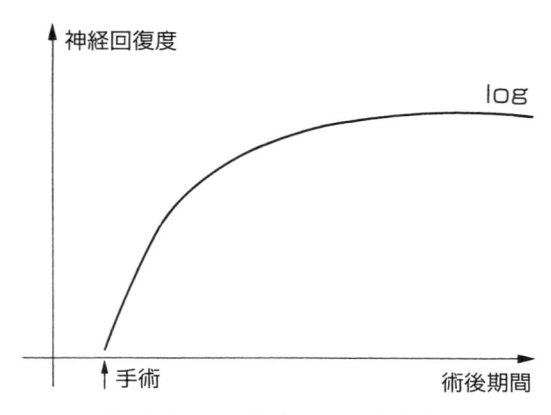

図1-60　log曲線（神経回復曲線）

第2章
病気の話

　ここまでは、背骨にまつわる痛みや手足のシビレのこと、あるいは背骨のつくりのことなど一般的な話を進めてきました。でも、みなさんがやっぱり気になるのは病気のことだと思います。医者へ行っても病名は教えてもらえない、教えてもらっても難しくてわからないというようなことが多いことでしょう。一つ例を挙げてみましょう。腰からお尻にかけて痛かったので医者へ行ったら「坐骨神経痛ですよ」と言われとし

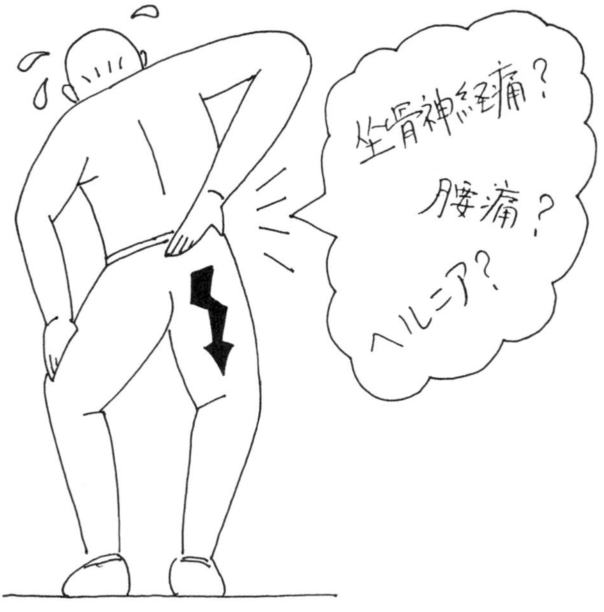

図 2-1　坐骨神経痛は病名ではありません

ます。みなさんはこれで納得できますか。何となくわかったような気もしますが、キツネにつままれたような感じもします。どうしてでしょうか。それは、頭が痛くて医者へ行ったら「頭痛ですよ」と言われたのと同じことだからなのです。坐骨神経が痛いから坐骨神経痛、頭が痛いから頭痛、つまりこれらは症状の名前であって病名ではないのです（図2-1）。坐骨神経痛をもたらす原因、つまり病気はいくつもあります。肝心なのはその中のどの病気が、今のあなたの坐骨神経痛を起こしているかということなのです。それを決めるのが診断であり、これによって治療法が分かれてきます。正しい病名を知り、その病気の性質を知り、正しい治療を受けることが病気から解き放たれる秘けつです。残念ながら、いまのところ病名というのはやたら難しい漢字が多くてわかりにくいものになっています。

　この章では、背骨に関係する病気をたくさん取り上げて、できるだけわかりやすく説明することにします。辞書のように扱っていただいて、もし医者でそのような病名を言われたら、さっそくその部分をひもといてみてください。

1　腰椎椎間板ヘルニア

　背骨と背骨をつなぐ椎間板は、ねばり強い性質をもっています。そのおかげで背骨の強さと柔らかさがつくられているのです。ところが下の方の腰椎では、いつも体重の約3分の2もの重さをくり返し支えているので、早い人で10歳代の後半、ふつう20歳を過ぎた頃から、老人型の性質をした椎間板に変わっていきます。これを椎間板変性といいます（図2-2）。この椎間板変性により椎間板は水分の含有量を減らし、みずみずしさを失い、割れ目を生じたりします。その結果、椎間板は「逃げ

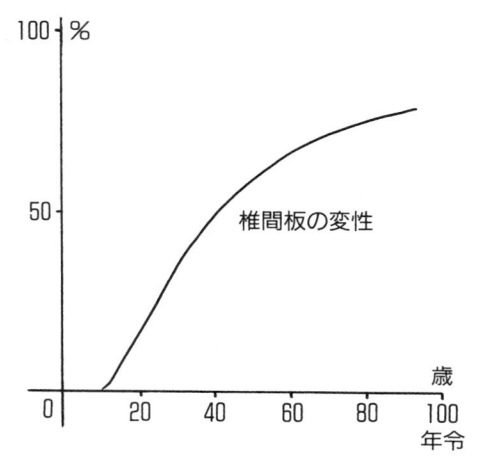

図 2-2　椎間板の変性
　椎間板は 10 歳代までは水々しく、ドロドロしています。年令が進むと、水分を失って大根のすが入ったようにすじばってきます。MRI でこの変性の割合がよく観察されます。（図 1-24、26 頁参照）特に椎間板の周囲の線維輪が破れますと椎間板は脱出（ヘルニア）しやすくなり水分を失って変性が早くなります。

場を求めて」後ろの方へ押し出されます。この押し出されてとび出すことを「ヘルニア」つまり脱出といいます。つまり、腰椎椎間板ヘルニアとは変性した椎間板がその周りへ脱出することをいいます。そして間の悪いことに（これは神様のいたずらとしかいいようがないのですが）ちょうど椎間板が脱出した場所を腰や足へ行く神経が通過していることが多いので、これらの神経の一つを圧迫することになり、腰や足の痛さを生じたり、足のシビレや筋力低下を起こしてしまうのです（図 2-3）。坐骨神経痛を起こす最も典型的な病気が、腰椎椎間板ヘルニアなのです。

　腰椎椎間板ヘルニアは、最も体重のストレスのかかりやすい第 4 腰椎と第 5 腰椎の間、または第 5 腰椎と第 1 仙骨の間に多くみられます（図 2-3）。その部分を通過する神経はおもに足の後ろ側から足先にかけての

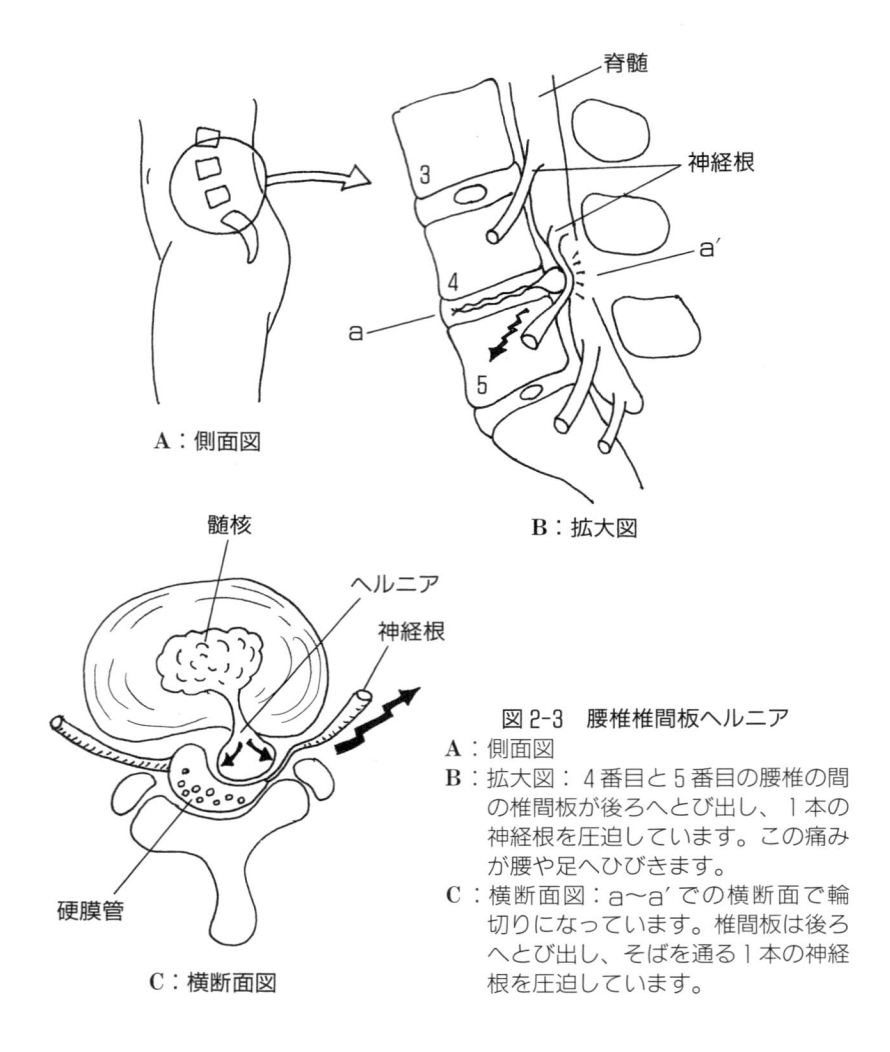

図2-3 腰椎椎間板ヘルニア
A：側面図
B：拡大図：4番目と5番目の腰椎の間の椎間板が後ろへとび出し、1本の神経根を圧迫しています。この痛みが腰や足へひびきます。
C：横断面図：a〜a'での横断面で輪切りになっています。椎間板は後ろへとび出し、そばを通る1本の神経根を圧迫しています。

運動と知覚の働きをもっていますので、その部分のシビレや知覚低下が起こり、足首や足の指の曲げのばしの力が減少することもあります。腰は痛みのために前へ曲げにくくなり（前屈制限）、洗顔や靴下の着脱に苦労したりします。家庭で簡単に調べるには、仰向けに寝て、足を伸ばして片足ずつ上げてみます（図1-22、25頁）。痛い足のほうが反対側よ

り明らかに上がりが悪い場合は、ラセグー徴候が陽性といい、この病気が強く疑われます。さっそく整形外科医に相談してください。実際にヘルニアがあるかどうか、どれほど飛び出ているかは、いまではMRIという検査で簡単にわかります（図1-24、26頁）。椎間板を守るためにどのような日常生活を送ればよいかを判断するためにも、自分の椎間板がどんな状態になっているかをぜひ知っておく必要があるでしょう。

2　いわゆる腰痛症とぎっくり腰

　腰痛の原因となる病気がはっきりわかれば良いのですが、実は原因が分からない腰痛が意外に多いのです。はっきりした原因がなく、安静だけでなおっていくような腰痛にはいわゆる「腰痛症」という病名をつけます。おそらく、その中の多くは筋肉やそれを包む膜（筋膜）の捻挫や疲労が原因と考えられます（筋・筋膜性腰痛症）。背骨と背骨をつなぐ関節のずれ（亜脱臼）が腰痛を起こすこともあります（椎間関節性腰痛症）。これらの腰痛には慢性化したものと、重いものを持ち上げようとしたときなどに生じる急性のものがあります。俗に言う「ぎっくり腰」は、その急性の腰痛症のことをいいます。椎間関節のずれや椎間関節をつくる袋や膜が関節に挟み込まれた状態が原因ではないかと考えられています。

3　変形性脊椎症

　文字どおり背骨が変形する状態をいい、おもに腰椎の変形のことをいいます。ではどんな変形がなぜ起きるのでしょうか。人の背骨は、年と

ともに椎間板が変性し、背骨と背骨の間にゆるみ（不安定性）が出てきます。その結果、背骨どうしをつなぐ靱帯に引っ張られるように背骨の端の部分に骨の「とげ」すなわち骨棘（こっきょく）ができたり、背骨と背骨の間の関節の肥厚が生じたりします（図2-4）。これらはレントゲンで簡単に見ることができます。つまり腰痛のない高齢者にもよくみられる正常な背骨の老化を意味しています。したがって、この病名がつけられるのは、腰痛を訴える中・高年者で、足にシビレがなく、ほかに腰痛の原因となるはっきりとした病気がなく、レントゲンで変形が見られたときだけです。背骨に変形があるといわれても、びっくりしたり落胆したりする必要はありません。

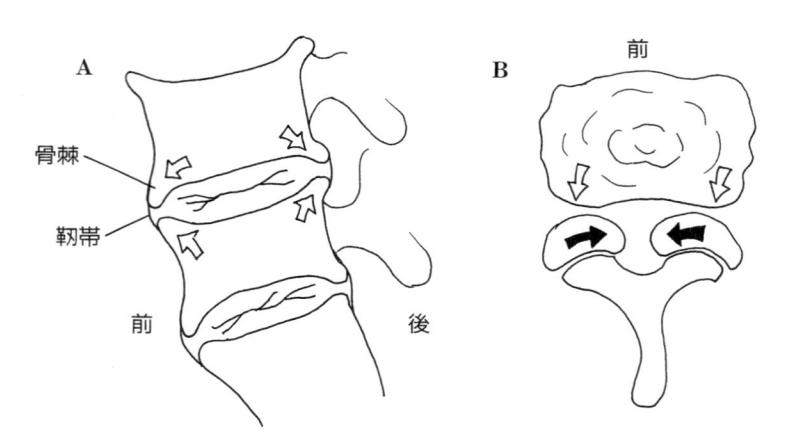

図 2-4 変形性脊椎症
A：横から見たところ
　　靱帯にひっぱられるように骨棘（トゲ）がのびている（⇨印）。
B：輪切りにしてみたところ
　　骨棘（⇨）だけでなく関節も厚くなっている（→）。

4　腰部脊柱管狭窄症

　何だかいかめしい病名ですね。背骨の中心には脊柱管という脊髄をいれる管があります。つまり運動や知覚といった機能に重要な脊髄は、周囲を背骨によって外力から守られているのです。この脊柱管が何らかの理由で狭くなることを脊柱管狭窄症といいます。腰部脊柱管狭窄症（図2-5、6）とは、とくに腰の部分では狭窄が生じやすいので、そこを通過する馬尾という神経が圧迫されて、足の痛みなどを起こす病気のことをいいます。では、どんな理由で脊柱管が狭くなるのでしょうか。まず、生まれつき狭い場合（先天性）や、成長途上で十分に広い脊柱管ができなかった場合（発育性）、脊椎分離すべり症（図1-54、52頁、図

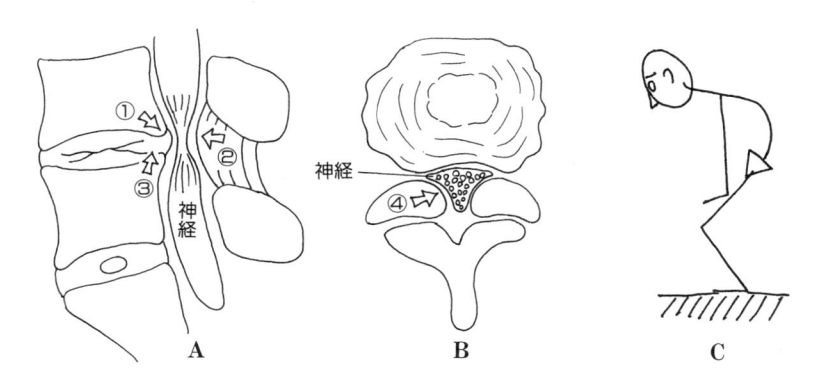

図2-5　腰部脊柱管狭窄症
A：横からみたところ。骨のトゲ①や後ろの靱帯②、椎間板の膨隆③、によって前後から神経が圧迫されて、砂時計の首のようになっています。
B：輪切りにしてみたところ。関節④によって左右から神経が圧迫されています。
C：腰を前にかがめると症状はおさまり、再び歩きはじめることができます。

2-8、72頁、図2-9、74頁、後述）にともなう場合、ケガの後に起こる場合、脊椎の手術後に起こる場合などがあります。これらに腰椎椎間板ヘルニアがともなって、症状が出やすくなることもあります（混合型）。以上の狭窄症は、比較的若い時期からあらゆる年代にわたり発症する可能性があります。しかし、実は最も多いのが、年をとるにしたがって脊柱管の周囲の骨や関節あるいはすじ（靱帯）が分厚くなったり（肥厚という）、椎間板や関節のゆるみにより脊椎にすべりが生じて発症する変性性腰部脊柱管狭窄症です（図2-5、6）。50歳台から始まり、おもに60歳台〜70歳台に最も多く起こり、多くの高齢者の日常活動、とくに歩行能力を奪っています。

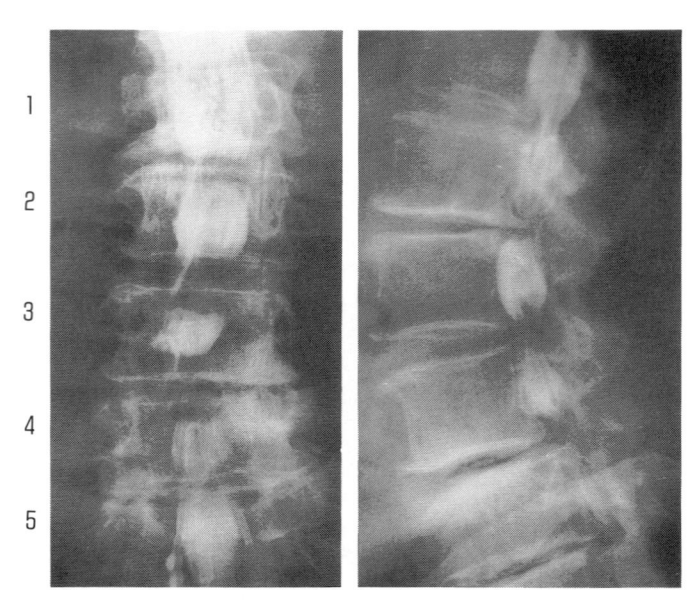

図2-6　腰部脊柱管狭窄症
脊髄腔の中に造影剤を注入し、脊髄造影がなされています。造影剤は第2〜3、3〜4、4〜5の腰椎椎間板の後方でとぎれています。神経の入っている袋（硬膜）が大変狭くなって液も通らぬ状態になっています。

この病気の典型的な症状は、長い距離を歩くとだんだん足がシビレたり、痛みが出てきて、ついには立ち止まってしまうことです。しかし、腰をかがめたり腰掛けたりしてひと休みするとシビレや痛さが消え、再び歩き始めることができるというかわった歩行障害です。この症状を間欠性跛行(けつせいはこう)と呼んでいます。乳母車を押したり、自転車に乗れば、自然に腰は前に曲がり症状は出にくくなります（図2-7）。お年寄りが移動の時に好んで乳母車や自転車を使うのは、この理由によるものです。長時間立っているだけで足のシビレや痛さがでてくることもあります。また、坐骨神経痛を生じる場合もあります。腰をそらせる（伸展する）と

神経の袋（硬膜）の中に造影剤を入れて撮影したもの

第5腰椎（L_5）

仙骨（S）

神経が圧迫される

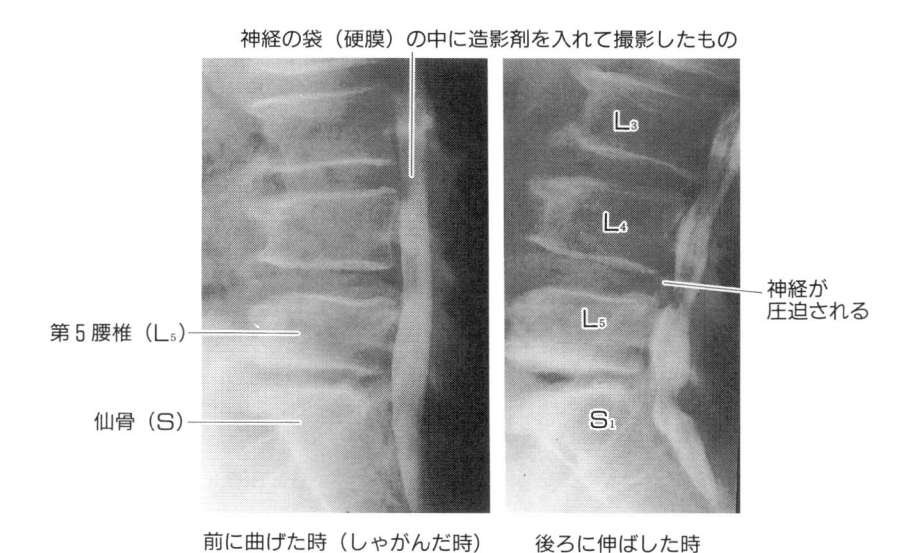

前に曲げた時（しゃがんだ時）　　後ろに伸ばした時

図2-7　しゃがむと足のシビレが良くなる間欠性跛行の原因を示す脊髄造影（ミエログラフィー）後の腰椎機能撮影

　これは腰椎を前に曲げたところ（左図）と後ろへ曲げたところ（右図）です。立って歩いている時には腰部脊柱管が狭くなり右の図のように神経の入っている袋（硬膜）が圧迫され、足に行く神経根も圧迫され、足のシビレが強くなって歩けなくなり、休まなければならなくなります。しゃがむと左の図のようになり、硬膜は圧迫がとれてのびます。これで神経の血行が良くなりシビレがとれ、また歩けるようになるのです。

症状が誘発されることが多いところが、前項の腰椎椎間板ヘルニアと違います。年とともに歩く距離が短くなってきたら、たとえばバス停からバス停まで歩けなくなったら、要注意です。整形外科医に相談してください。

5　脊椎分離症

「背骨が分離する」とはなんだかたいそうな病名に聞こえますが、実は脊椎の後ろの方にある関節突起間部という場所に小さなすき間ができた状態のことをいいます（図2-8）。

分離する原因は、まず生まれながら（先天性）のものがあります。正常の日本人の数パーセントにみられると言われており、分離があるからといって必ずしも腰は痛くならないことを意味しています。もう一つ

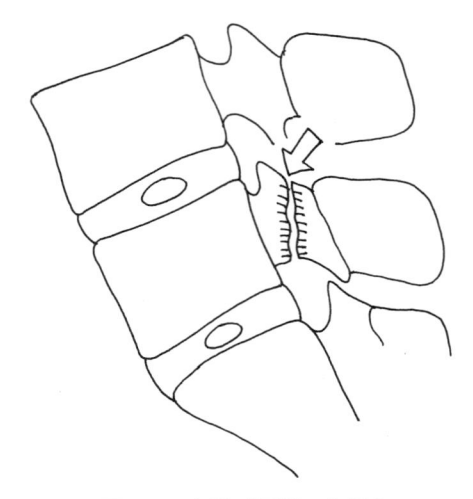

図 2-8　脊椎（腰椎）分離症
関節突起間部（⇨印）に小さなすき間ができます。この間隙は骨の連続性がなく、軟らかい線維でできています。

は、若い時期にスポーツなどで繰り返し腰椎にストレスが加わってできたものです。ちょうど針金を繰り返し曲げのばしすると切れるのとよく似ています（疲労骨折という）。ストレスがかかりやすい第5腰椎にもっとも多く見られます。いずれの場合も、腰をそらせたときに痛みを生じ、ほかに腰痛の原因となる明らかな病気がなく、レントゲンで分離が認められたときにこの病名がつけられます。下肢にシビレがある場合や、高齢者の腰痛の場合は、たとえレントゲンで分離が見られても分離症と決めつけず、ほかの病気を考えた方がよいでしょう。

また、脊（腰）椎すべり症（図2-9）もしばしば伴います。

6　脊（腰）椎すべり症

何らかの理由で背骨と背骨の間にゆるみが生じ、上の背骨が下の背骨より前へすべるようにずれていく状態をいいます（図2-9）。すべりの原因は、まず前項に述べた脊椎分離症に伴ったものが挙げられます（脊椎分離すべり症）。これは図2-9に見られるように、分離のある背骨とそれより下の背骨の間には、もはや骨の支えがなくなり、上の背骨が前の方へずれてしまうのです。ほかに、年とともに進んできた椎間板変性のため椎間板や椎間関節にゆるみが生じ、分離がなくてもすべりが起こることがあります（図2-9）。これは変性性すべり症といい、比較的高齢者に多く見られます。すべりがあるからといって、必ずしも腰が痛くなるわけではありません。しかし、すべりもひどくなると、脊髄神経の入っている脊柱管（図1-3、3頁）の輪がずれて細くなるため、神経が圧迫されたり、筋や関節への負担から腰や足が痛くなることがあり、治療が必要になる場合もでてきます。

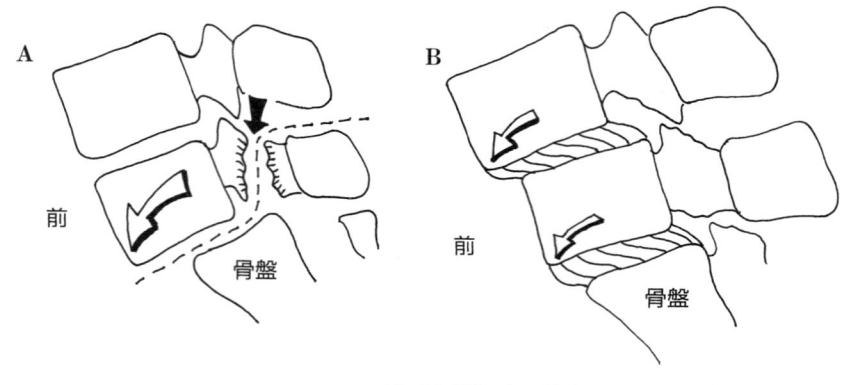

図 2-9 腰椎（脊椎）すべり症
A：分離すべり症（図 1-54、52 頁も参照）
　（↓部で分離しています）
B：変性性すべり症
　（変性とは年をとって変化したことを意味しており、分離はありません。）
　"すべる"は骨盤を基準に"ずれる"ことを意味しています。AもBも体の前のほうにずれているので"前方すべり"といいます。

7　骨粗鬆症

　高齢化社会をむかえお年寄りの背中や腰の痛みが問題にされるようになりました。なかでも骨粗鬆症という病名が盛んに新聞や雑誌の紙面を賑わしています。「粗鬆」ということばは、大根の水分がなくなりすかすかになったような状態のことをいいます。ひとのからだでいえば、本来頑丈であるはずの全身の骨が、何らかの病気や加齢により、その主成分であるカルシウムなどが失われ、もろくなり骨折しやすい状態になることです。骨はいったんできあがると一生変わらない落ちついた臓器のように思えますが、実はいつも盛んに作り替える作業を繰り返しているのです。古い骨を壊す作業を骨吸収、新しい骨を作る作業を骨形成と

いい、正常なからだではこの二つの作業が実にバランスよく行われ、骨の量が常に一定に保たれているのです（図2-10）。ところが年をとると、骨を壊す作業が骨を作る作業を上回り、次第に骨の量を減少させてしまいます。とくに日本人は牛乳などからのカルシウムの取り方が少ないことや、年をとるにつれて運動量が少なくなることや、女性では閉経期以後のホルモンのバランス異常などが背景となり骨の粗鬆化が進むといわれています。多くのお年寄り、とくに女性ではこの状態になりがちですが、すでに骨折を起こしてしまっている場合や、同じ年齢のひとと比べて極端に骨の量が減少している場合をとくに「骨粗鬆症」と呼んでいます（図2-11）。背骨は骨髄（海綿骨）の体積が大きく、また体重のストレスを受けやすいのです。骨粗鬆症の背骨はとくに骨折を起こしや

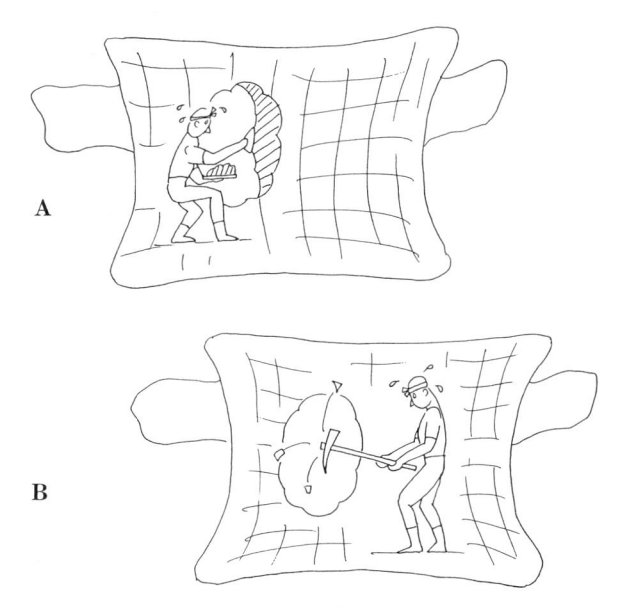

図2-10 骨形成と骨吸収
　骨には骨を作る細胞 **A**（骨芽細胞）と骨を壊す細胞 **B**（破骨細胞）があり、骨を作ったり壊したりしてバランスをとっています。バランスが崩れて骨を壊す作用が大きくなると、骨粗鬆症になります。

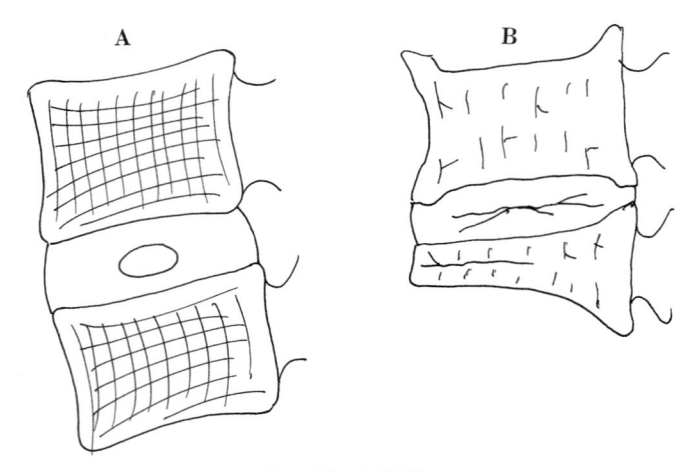

図 2-11　骨粗鬆症
　A：正常の脊椎の側面図。骨ずいの中の縦と横の骨の柱（骨りょう）の構造がしっかりしていて上下からの圧迫力に強くなっています。
　B：骨粗鬆症の脊椎。まず横の骨組みが消え、次に縦の骨組みも消えはじめます。上下の重さに耐えかねて背骨がつぶれ骨折をおこしやすくなります（脊椎圧迫骨折、破裂骨折（図 2-18〜22、86〜88 頁））。

すい骨の一つとして知られ、お年寄りの背中の痛みや背中が丸く変形する（円背）原因となっています。若い時に十分カルシウムを摂取し丈夫な骨を作っておくことが重要で、年をとってからではなかなか骨の量を増やすことはできません。しかし、自分の骨の強さを知り、栄養摂取に努め、骨粗鬆症を予防することはできます。最近では、簡単に骨の量を測ることができるようになりましたので、一度医師に相談されると良いでしょう。

8　頸椎椎間板ヘルニア

　腰椎と同じように頸椎にも椎間板があり、重い頭蓋骨や脳を支え、また柔軟な首（頸）の動きをつくっています。その繰り返されるストレスのため、頸椎の椎間板も年月とともに老化が進み、後ろへ脱出することがあります。これを頸椎椎間板ヘルニアといいます（図1-2、2頁）。通常、脱出は右か左のどちらかに起こるので、その部分を通過する頸髄からでた末梢神経（頸神経根）を圧迫することになります。この神経はおもに腕や手の運動と知覚をつかさどっているため、首（頸）の後ろや肩甲骨あたりから片方の腕や手にかけてのシビレや痛さを引き起こします（神経根症）。

　ヘルニアが後ろの真ん中に起こると、下半身の運動や知覚をつかさどる神経が通過する部分（頸髄）を直接圧迫することになり、腕や手のみならず下半身のシビレや痛さも出てきます。さらに、症状がひどくなると、歩きにくさや手の使いにくさ、あるいは尿の出にくさも現れます（脊髄症）。30歳から40歳台にかけて比較的多く見られ、首（頸）を強く片側へ曲げたり（スパーリング・テスト、図1-8、10頁、図2-12)、逆に首（頸）を後ろへそらした時（ジャクソン・テスト、図2-12）に、片一方の腕や手へシビレや痛みが出てくるのが特徴です。若い時期に肩がこりやすく、片方の腕から手にかけてシビレや痛さが出てきたら要注意です。

スパーリング・テスト

ジャクソン・テスト

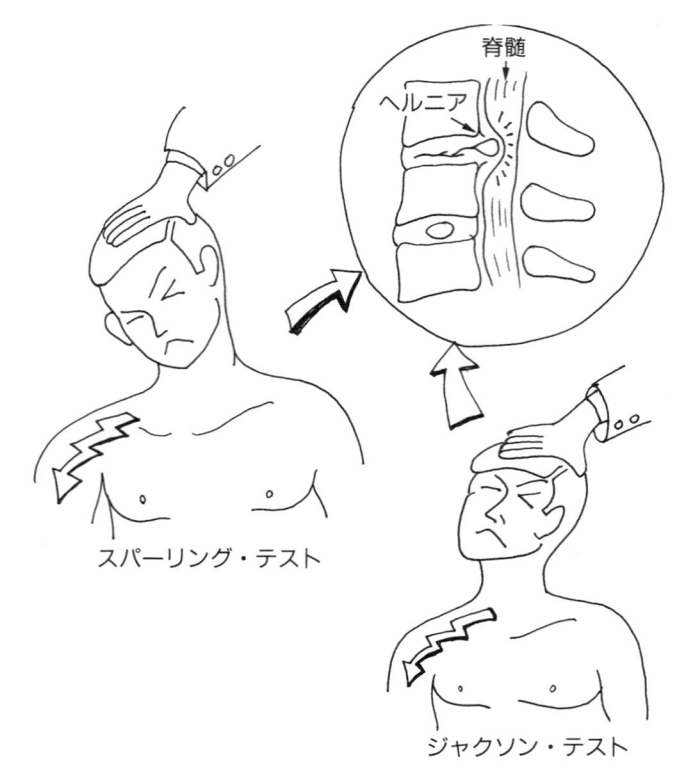

図 2-12 頸椎椎間板ヘルニアの誘発テスト
手で頭を下へ押さえることによって椎間板に圧を加え、ヘルニアの神経への圧迫程度を強くすると放散痛が出ます。

9 変形性頸椎症（頸椎骨軟骨症）

　前項の頸椎椎間板ヘルニアより、少し年をとった人に多く見られます。背骨と背骨をつなぐ靱帯や関節に長い年月にわたるストレスが加わると、頸椎椎間板の変性と同時に頸椎間にゆるみ（不安定性）が生じます。靱帯に引っ張られるように骨の端の部分に骨のとげ（骨棘）ができたり、関節そのものがぶ厚くなり神経の通り道を狭くして神経圧迫の

図 2-13 頸椎症（頸椎骨軟骨症）
① 椎間板が狭くなる（ストレス）
② 骨のトゲ（骨棘：コッキョク）ができる
③ 椎間の関節が大きくなる（肥厚）
その結果
④ 神経の通る孔（あな）が狭くなり、神経が圧迫される。

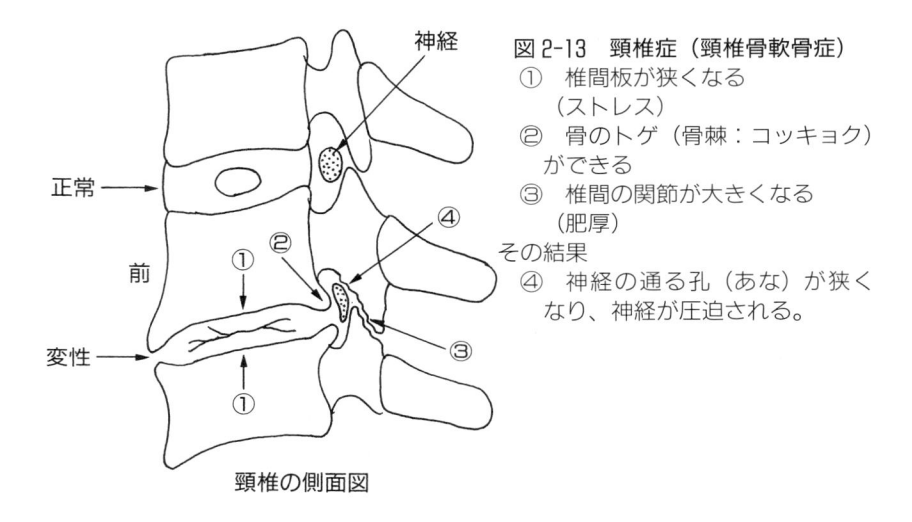

頸椎の側面図

原因をつくります（図 2-13）。症状や誘発テストは前項の頸椎椎間板ヘルニアとほとんど同じですので参考にしてください。40歳から50歳代で肩がこりやすく、片一方の腕や手にシビレが出たら要注意です。

10 頸椎後縦靱帯骨化症（OPLL）

　脊髄の前には背骨どうしをつなぐ縦に長いすじ（靱帯）が走っています。このすじを後 縦 靱帯といいます。このすじが部分的に骨に変化すること（骨化）があります（図 1-51、50頁）。とくに頸椎に多く見られ、日本人をはじめとする黄色人種に多いのです。原因は、まだはっきりわかっていません。この骨化が異常に大きくなり、頸髄を圧迫して神経症状を引き起こしたのが頸椎後 縦 靱帯骨化症（OPLL）です。長くて難しい病名ですので、しばしばOPLLと略して呼びます。長い年月にわたり少しずつ大きくなり、しかも頸髄を前から直接圧迫することになるので、手足のシビレ、歩きにくさ、手や指の使いにくさ、尿の出に

くさなどの症状が出てきます。いったん症状が出ると、くすりなどの方法では治りにくく、手術を必要とする場合がしばしばあります。手術は、日本で開発された脊柱管拡大術（図1-43、43頁）が効果があり、全国ではたくさんの手術が安全に行われています。

11　転移性脊椎腫瘍

　胃ガン、肺ガン、乳ガンなどのできもの（悪性腫瘍）の細胞が、血液に運ばれ背骨に新たにできものを作り、背骨を次第に破壊する病気を転移性脊椎腫瘍といいます（図1-52、51頁）。破壊されると激しい痛みが背中に現われます。さらに破壊された骨が直接脊髄を圧迫したり、できものの細胞が増えて大きくなり脊髄を圧迫すると、手足が動きにくくなったり、感じにくくなったりします（脊髄麻痺）。転移性脊椎腫瘍の症状が先に起こり、もとの腫瘍が他の部分に発見される場合もしばしばあります。また、脊椎の腫瘍だけみつかり、もとの腫瘍が全く見つからない場合もあります。お年寄りで、明らかなケガがないのに背骨に骨折を生じたら（これを病的骨折という）、まず、この病気を念頭に入れる必要があります。

12　脊髄腫瘍

　脊髄の周辺にできたできもの（腫瘍）のことをいいます。できもののできた場所によって分類されます。脊髄を包む厚い膜（硬膜）の外にできたものを硬膜外腫瘍、膜のなかで脊髄の外にできたものを硬膜内髄外腫瘍、さらに神経（脊髄）の中にできたものを髄内腫瘍といいます（図

12　脊髄腫瘍

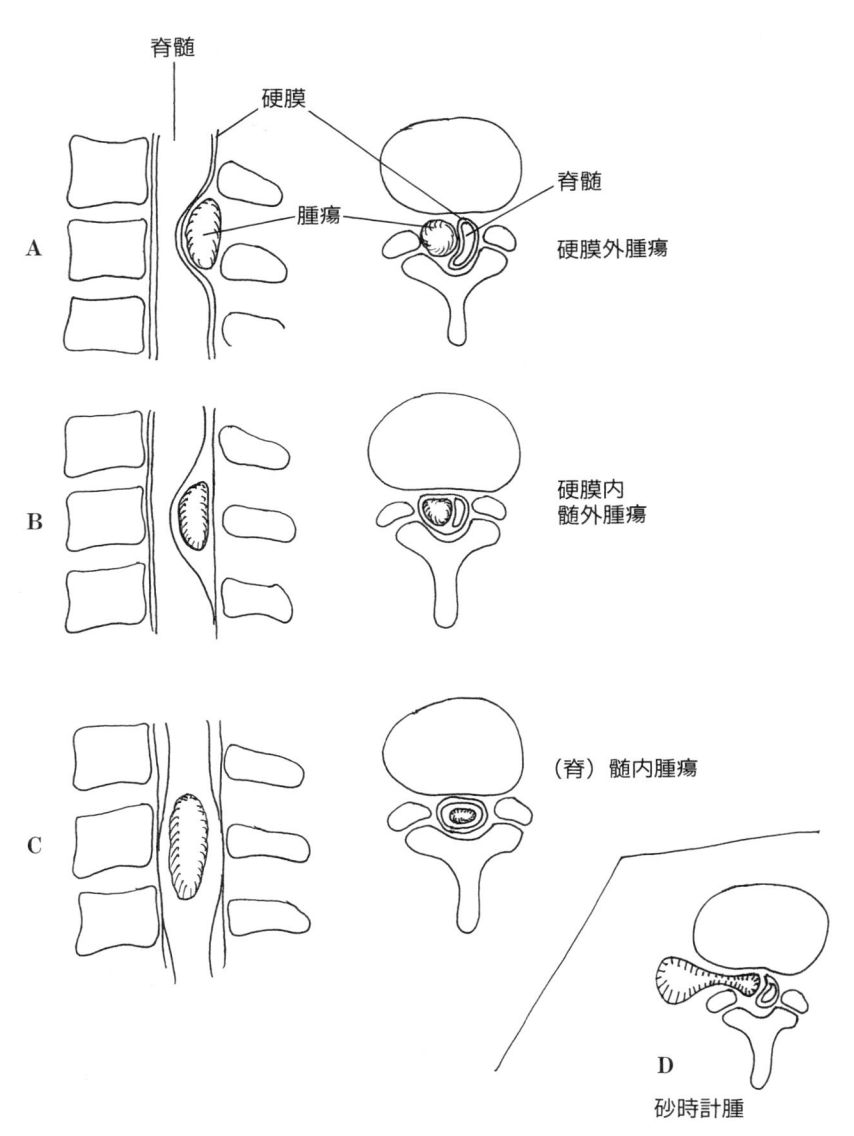

図 2-14　脊髄腫瘍

A　硬膜外腫瘍
B　硬膜内髄外腫瘍
C　(脊)髄内腫瘍
D　砂時計腫

脊髄／硬膜／腫瘍／脊髄

2-14)。また、脊椎の中から外へ神経に沿って連続して大きくなる特殊なひょうたん型（砂時計腫）のできものもあります。狭い背骨の中でできものが大きくなるわけですから、当然脊髄が圧迫されて手足のシビレや動かしにくさ、感じにくさなどの麻痺症状が出てきます。くすりや放射線治療が有効な場合もありますが、むしろそういう例は少なく、多くは手術で切り取る必要があります。できものが脊髄の外にあり、小さく境界がはっきりしている場合はきれいに取れてすっかり症状が良くなることが多いのですが、境界不明のものや脊髄の中にあるものは後遺症や再発に悩まされることもあります。

13　胸椎靱帯骨化症

　先に述べた頸椎後縦靱帯骨化症ほど多くはありませんが、胸椎（きょうつい）にも靱帯骨化症（じんたいこつかしょう）が起こります（図 2-15）。胸椎では、脊髄の前にある靱帯だけでなく、後ろにある黄色靱帯の骨化が起こることがあります（図 2-15）。両方の靱帯がともに骨化し脊髄がはさみ撃ちの状態になることもあります。胸椎は頸椎に比べ脊髄の通る管（脊柱管）が狭いので、脊髄は圧迫されやすい状態にあります。胸椎の病気では頸椎の時にみられるような腕や手の症状はありませんが、歩きにくさや足のシビレを引き起こします。黄色靱帯骨化症は後ろから圧迫を取ってやれば（椎弓切除術など、図 1-44、44 頁）よいのですが、胸椎の後縦靱帯骨化症は後ろからだけでは十分に圧迫がとれず、かえって症状が悪くなることもあり、慎重な対応が求められます。

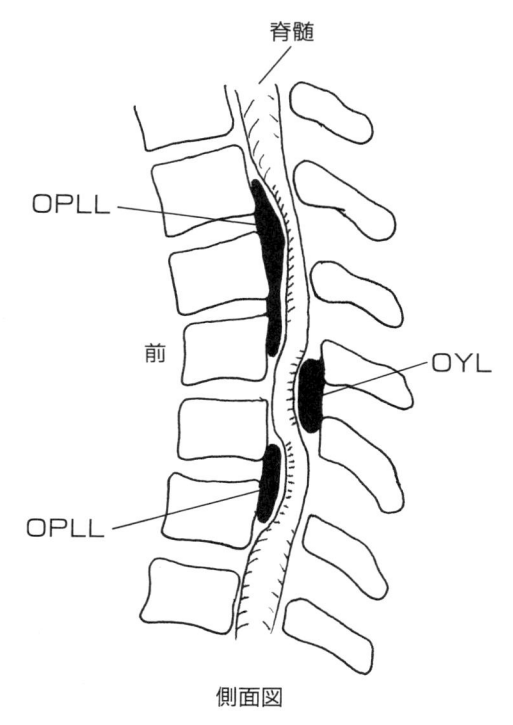

図 2-15　胸椎後縦靱帯骨化症（OPLL）と胸椎黄色靱帯骨化症（OYL）

14　脊椎炎

　背骨に細菌がつくと椎間板や背骨が破壊されやすくなります。このような状態を脊椎炎といいます。一般的な化膿性の細菌がついた場合を化膿性脊椎炎（図2-16）、結核菌がついた場合を結核性脊椎炎（次節の脊椎カリエスの項で説明）、アレルギーなどとくに細菌や原因がみつからないものを非特異性脊椎炎といいます。化膿性脊椎炎では背骨の破壊が急速に進み激しい痛みをもたらすことがあります。非特異性炎症による脊

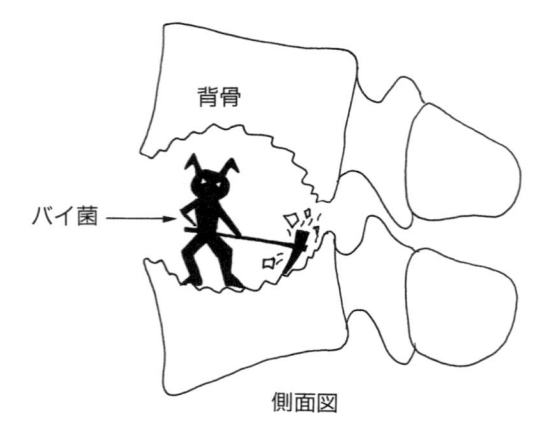

図 2-16 （化膿性）脊椎炎
バイ菌が椎間板や背骨についておこります。背中の痛みだけでなくお腹の痛みもあり、内臓の病気と間違えられることもあります。

椎炎はゆっくり進行する場合が多く見られます。くすりが効いたり、安静などで炎症がおさまればよいのですが、破壊が進み脊椎に異常な動き（不安定性）が出てきたり、うみ（膿）がたまって脊髄を圧迫し神経麻痺が進む場合は手術を必要とすることもあります。

15　脊椎カリエス

　前項の脊椎炎のうち、とくに脊椎に結核菌がついた場合を結核性脊椎炎または脊椎カリエスといいます（図2-17）。もともと肺結核など結核性の病気がからだの別のところにあり、結核菌が血液により脊椎に運ばれるものや、脊椎から先に病気が現れる場合があります。昔は非常に数多く見られましたが、くすり（化学療法）の進歩により肺結核などの数が減るとともに脊椎カリエスも減少しました。しかし、ほかに結核の病気がなく、脊椎カリエスの症状だけを示す患者さんは今もときどき見ら

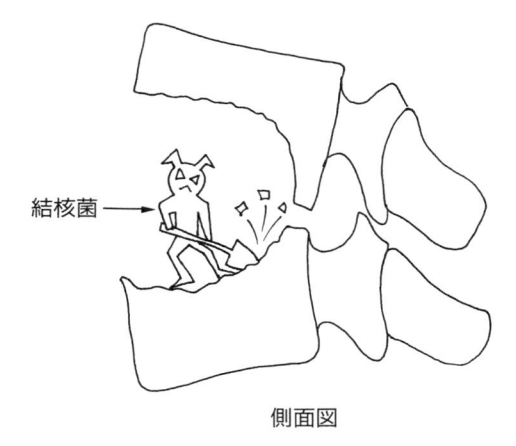

図 2-17　脊椎カリエス（結核）
結核菌が背骨につくことをカリエスといいます。抗結核剤でなかなか治しにくく、手術が必要になることがあります。

れます。通常ゆっくり背骨を壊して行くので、痛みはあまり強くありません。破壊が激しいと、背骨を変形させたり、脊髄を圧迫して神経麻痺になります。多くはくすり（抗結核剤）で治療しますが、脊椎炎と同じように、脊椎の破壊が進んだり、神経麻痺が起きたり、治りが非常に遅い場合は手術をすることがあります。

16　脊椎圧迫骨折

　強くしりもちをついたり、頭の上から重いものが落下したりして背骨の上下に力が加わった時に、円柱状の背骨が潰されるように骨折することがあります（図2-18）。骨がもろくなった高齢者では、草むしりをした、洗濯物を干した、ふとんを押入れに入れたなどのわずかな外力でも骨折を起こします。大きな力が働いた場合は若い人でも同じような骨折を起こします。背骨がつぶれ、くさび状に変形するこの骨折を脊椎圧迫

骨折といいます。2〜3週間は背中に痛みを感じますが、骨折そのものは安定しているのでふつうは神経麻痺を伴わず、寝ているだけで骨はついてきます。しかし寝ていると、体が弱りますのでギブスを巻いたりコルセットをつけて起こします。高齢者でいくつかの背骨に圧迫骨折が起きると、腰がかがんで背骨は全体に丸く変形してきます（円背）。骨折が古いか新しいかはMRI（磁気共鳴画像）でよくわかります（図2-19、20）。早目にとって確認してもらいましょう。

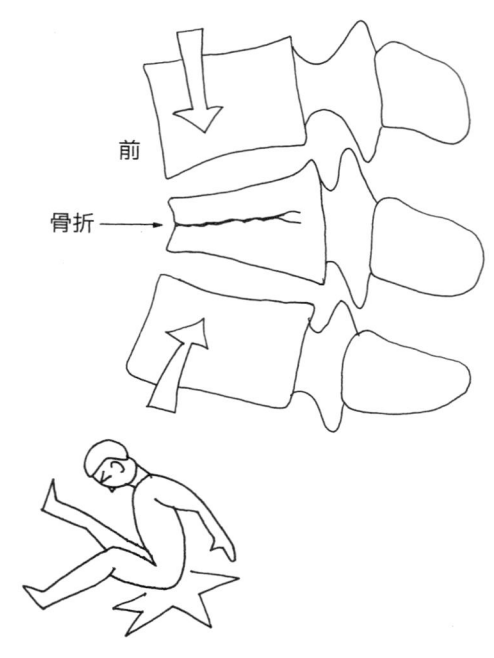

図2-18　脊椎圧迫骨折
背骨がくさび形に変形します。老人が尻餅をつくと容易に骨折します。

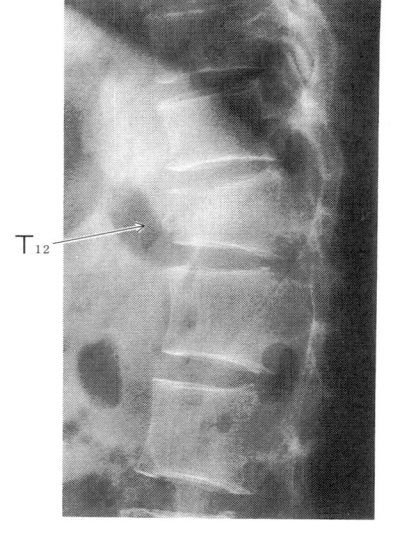

図 2-19　第 12 胸椎の圧迫骨折
　実際のレントゲン写真をコピーしたもの。

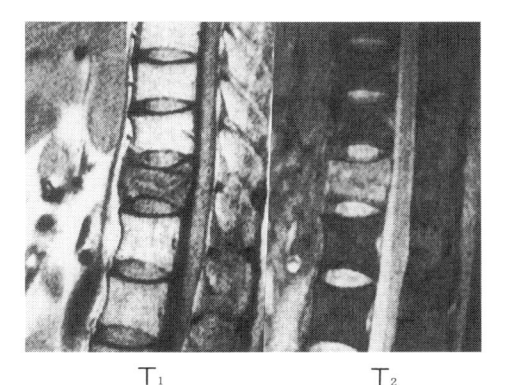

図 2-20　MRI 脊髄の圧迫骨折
　脊椎の骨折が新しい場合には、T_1 で他の背骨と違って黒い色で、T_2 で他の背骨と違って白くうつります。これは骨の中に発生した新しい出血と考えられています。

17　脊椎破裂骨折

　前項の圧迫骨折よりさらに、瞬間的に大きな力が背骨に働いたとき、背骨はちょうど破裂したようにばらばらにいくつかの骨（骨片）に分かれて骨折することがあります（図 2-21）。これを脊椎破裂骨折といいます。まわりの靱帯や椎間板なども引きちぎれることが多く、この部分では非常に不安定になります。また、割れた骨の一部が後ろの神経（脊髄）の通り道に飛び出し脊髄を圧迫して神経麻痺を起こすこともしばしばあります。こうしたときにはその圧迫している骨を取り出し、脊椎をしっかり固定する手術が必要になります（図 2-22）。

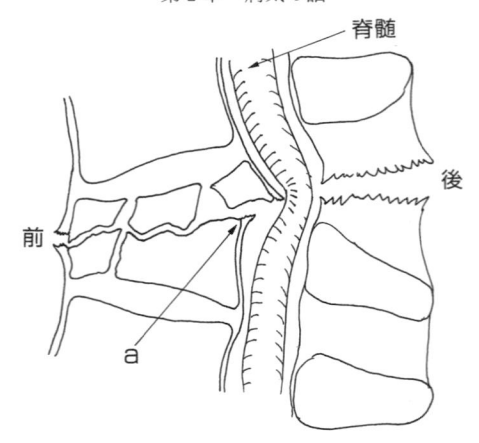

図 2-21　脊椎破裂骨折

　背骨の後ろの方で神経（脊髄）を圧迫するので神経マヒをきたしやすくなります。
歩きにくい、尿の出が悪いなどの症状が出ます。最初、固まるまでベッドで静かに寝ているか、すぐに起きたい時には手術が必要です。
　背骨の椎体の後方部分まで骨折した状態を、破裂骨折といいます（a）。図 2-18 の圧迫骨折と比較してみて下さい。

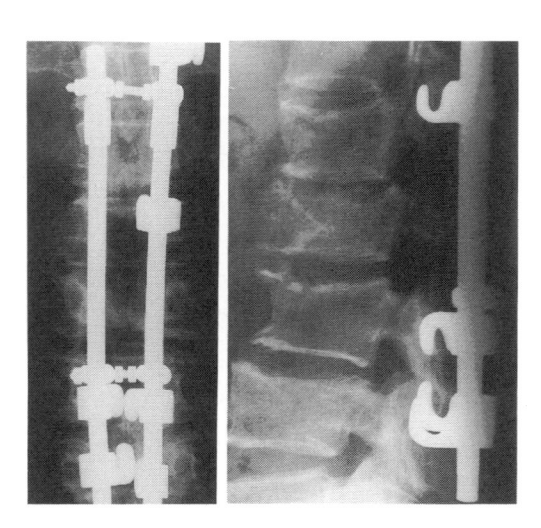

図 2-22　インスツルメントによる脊椎固定術

　脊椎の破裂骨折に脊椎の金具（インスツルメント）を入れて、背骨をしっかり固定したものです。いわゆる筋金入りになります。

18　脊柱側弯症

　一つ一つの背骨は縦につながって、長い背骨の連結をつくります。これを脊柱と呼びます（図 2-23-1）。正常の脊柱は前から見ると直線的になっています。しかし、ときに、脊柱が蛇のようにねじれて曲がりくねった形に変形することがあり、これを脊柱側弯症（そくわんしょう）といいます（図 2-23-2、3）。原因としては、生まれつき背骨に異常（奇形）のあるもの（先天性）、ある種の病気に伴うもの（症候性）、背骨の周りの筋肉が弱いもの（麻痺性）、ヘルニアなどの背中の痛みを避けるためのもの（疼痛性）などいろいろあります。しかし、もっとも多いのは、原因不明でとくに思春期の女性に起こりやすい特発性側弯症というものです。特発性側弯症は小学校の高学年から中学生のころ背骨の変形が始まり、姿勢の悪さや学校の検診で発見されます。身長の伸びる成長期の間に変形が進みやすく、注意深く観察する必要があります。ふつうは変形はあまり目立たず成長が止まると進行も止まります。なかには変形が進み装具（図 2-24）で進行を抑えることが必要な場合もあります。腰や背中に痛みが出たり、心臓や肺へ負担がかかったり、また美容上も変形が目立つ時には、手術を必要とすることもあります。

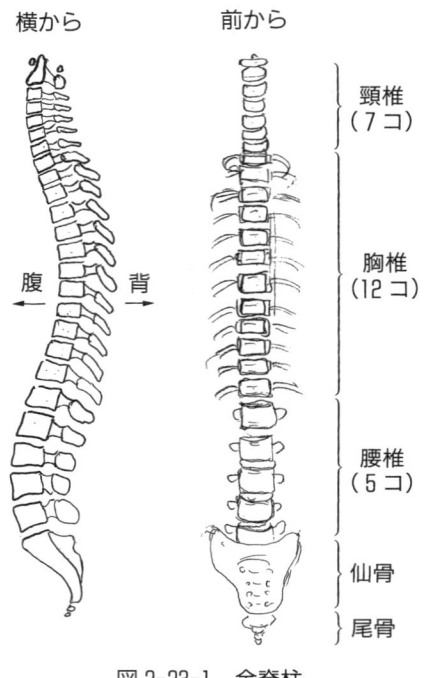

図 2-23-1　全脊柱

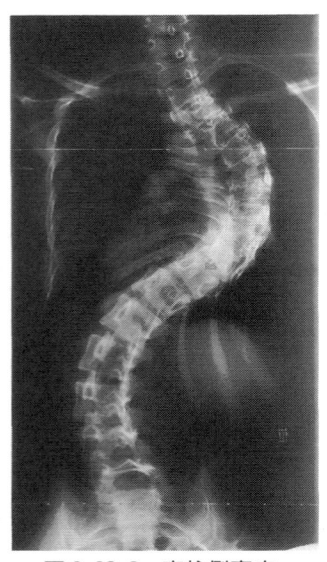

横から／前から
頸椎（7コ）
胸椎（12コ）
腰椎（5コ）
仙骨
尾骨
腹　背

図 2-23-2　脊柱側弯症
18歳の女性ですが、背骨が高度に曲がっています。こんなに曲がると手術が必要です。手術は背骨のまん中に棒を立ててフックやらスクリューやら、針金でしばって引きのばす方法です。

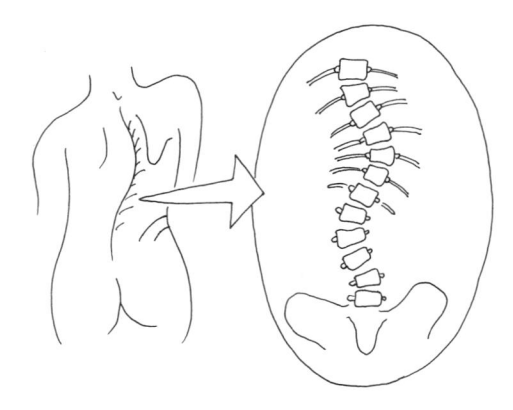

図 2-23-3　脊柱側弯症
　背骨全体がねじれながら側方にも弯曲する病気です。原因はまだわかりませんが、成長期の思春期の女性によく起こります。腰痛の時にも腰椎の側弯が生じます。

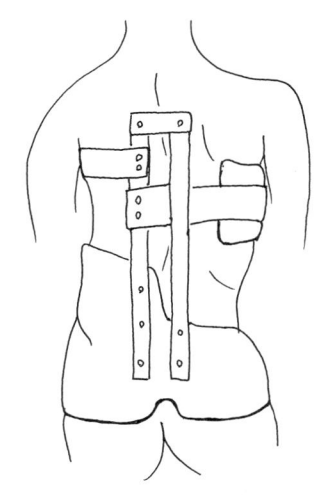

図 2-24　脊柱側弯を矯正する装具
（アンダーアームブレース）

19　脊髄空洞症

　文字どおり、脊髄という太い神経の中に、空洞ができる病気です。生まれつき空洞があったり、脊髄のできもの（脊髄腫瘍）の近くにできたり、脊髄の外傷の後にできたりします。脊髄の中を流れる液体（脳脊髄液）の流れ具合が悪くなり、空洞の中に液体がたまります（図1-40、39頁）。おもに痛みの感覚障害が起きますが、運動麻痺や脊柱側弯症を引き起こすこともあります。症状が強い場合は、シャント手術といって空洞の中の液を外へ逃がす手術を行います。

20　フォン・レックリングハウゼン病

　からだのあちこちに柔らかいできもの（神経線維腫(しんけいせんいしゅ)という良性の腫瘍）をつくる、おもに遺伝性の病気です。皮膚の表面に、うすいコーヒー色の色素沈着(しきそちんちゃく)が何カ所にも現れてくることが特徴です（図2-25）。できものにより骨が変形し、脊柱が著しく変形することが時々起こります。ふつう神経麻痺や痛みはあまりありませんが、できものが大きくなると症状が出てきます。背骨の変形が著しくなったり麻痺が出てきたら、手術が必要になることがあります。

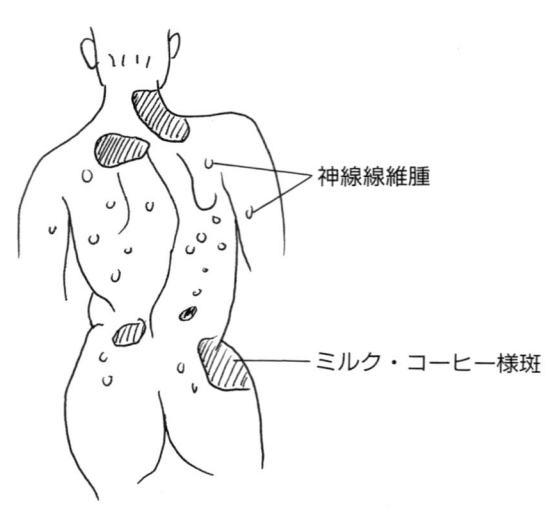

図2-25　フォン・レックリングハウゼン病

21　頸部挫傷（いわゆるむち打ち）

　車に乗っていて追突されて首（頸）が痛くなったりした時にこの病名をつけますが、実際には何が起こっているのでしょうか。

1　むち打ちとは何か

　最近の若い人にはこのことばの意味を知らない人が増えています。車に乗っていて追突されたらむち打ちだと思っている人が多くなりました。まず"むち"とは何でしょうか。細い棒またはその先に革ひもをつけた物をいいます。これは馬にむち打つという表現が使われるように、馬や牛などの動物に人間の意向を伝えるときに使われます。動作を促す、はっぱをかける時などです。また昔は人間に対しては刑罰の道具として使われました。このむちで棒や革のすじが皮膚につくくらいに叩かれると相当な痛みを伴います。それで刑罰に使われました。革ひもは棒を振ると前に後ろにとしなやかに曲がって目的物に当ります。

　昔の車の座席には頭を支えるヘッドレストがありませんでしたので車に乗っていて後方から追突されると重い頭を乗せて支えている頸部はまず後方へ、次には頸の反射が働いて前方へとしなる（ゆれる）ことになります。この動きがあたかもむちがしなる動作に似ていることから"むち打ち"という頸の動きが病名になりました。腰が痛くなった時にギクッとしたら"ギックリ腰"と名付けるのと同じようなことです。わかりやすい表現になったのでしょう。

　ところが最近の車はヘッドレストもつきましたし、車のバンパーもプラスティックに変わりましたので、追突された時に車が受ける人間への衝撃も大変少なくなりました。ヘッドレストがあるため頸の後方への動

きも大変少なくなりました。その証拠に車は大破して廃車になったのに本人はレントゲンでみてもどこも壊れてない、MRIでみても内出血もほとんどない、という人が増えました。ただ追突された時に頸には大きな力が加わり、反射的に筋肉がこれに対応して力が入ったための症状が出ます。この症状はいつもは運動をしたことのない人が急に運動会で走ることになって足の筋肉を激しく使ったのと同じような原理で起こります。即ち、その当日はさほど足は痛くないのに数日たって徐々に痛みが増して3〜4日後にピークとなり、その後徐々に痛みが軽減するという現象です。

　人の痛みはわかりにくいので痛みを数値化するチャートがあります（図2-26）。この痛みのチャートを使って追突された人を初診の時から調べてみますと次のことがわかりました。

2　頸部挫傷の人の頸の痛み

　追突された当日はたいしたことはないのに徐々に痛みが強くなり、受傷後3〜5日位で痛みの最高点となります。その後は徐々に減少し、2週間もすればほとんど痛くなくなる。しかし、時々少し痛くなることがある。また、天気が悪くなると症状が出る。頸の痛みで天気がわかる（天気予報官とあだ名をつけられます）。仕事がつんできたり、ストレスが強い時に症状が出るという人がほとんどです。この時の痛みを数値化して表現しますと図2-27のような曲線になります。

　追突された人の訴えはさまざまです。集中力がない、めまい、耳鳴りがする、シビレる、ムカムカする（吐気）、頭痛、肩こりなどなどです。これらは天気予報官と書いたように動物的（敏感）になったからだと思われます。動物の活動は天気に左右されますので、また危険を察知することも必要ですので天気に大変敏感です。なまずが地震を察知したり、雨が降りそうになると蟻が巣にもどったりと、よく動物を観察すると天

21 頸部挫傷（いわゆるむち打ち）　95

どんな程度の痛みなのかの調査です（VAS）

診察時に痛みのある人は、どの程度の痛みか数値で教えて下さい。痛みの程度が他人によくわかりますので。

あてはまる数値に○をつけて下さい。

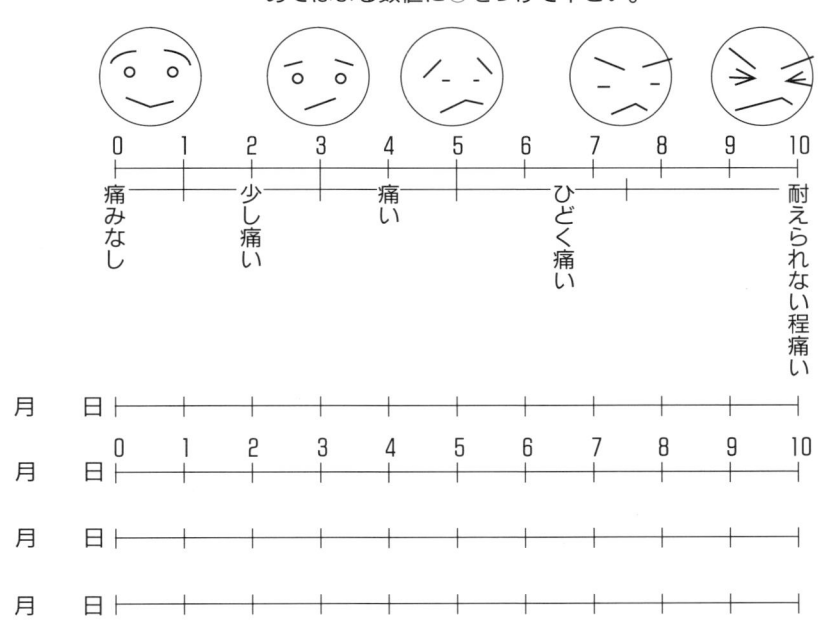

```
    0  1  2  3  4  5  6  7  8  9  10
    痛     少     痛           ひ           耐
    み     し     い           ど           え
    な     痛                  く           ら
    し     い                  痛           れ
                               い           な
                                            い
                                            程
                                            痛
                                            い
```

月　　日　　0　1　2　3　4　5　6　7　8　9　10
月　　日
月　　日
月　　日

図 2-26　痛みの程度を数値化するチャート VAS（Visual Analogue Scale）
　痛みなしを 0、最高の痛みを 10 とします。どのくらいの痛みなのか○印を直線の上につけて下さい。毎日つけると痛みの変化が自分にも他人にもよくわかります。痛みのある病気の治療の評価に最適です。

気予報ができる位自然現象に敏感です。

　追突されるといろんなことが気になるのは敏感になるからだと思われます。文明に包まれていて今まで気づかなかったことに気づくようになるからでしょう。医学的に考えれば脳の神経細胞の感受性・敷居値（閾値）が事故によるショックを受けて下がった（敏感になる）ために、今までは次の神経細胞に伝わらなかったことが伝わるからと考えられま

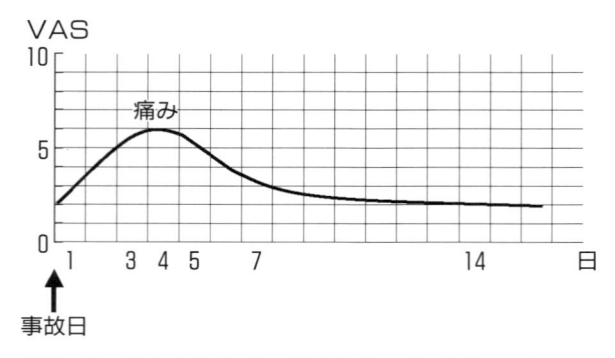

図 2-27　追突された時の頸部挫傷の首（頸）の痛みと事故日からの経過日数との関係

す。それでいろいろ細かなことが気になるのです。また事故によりストレスが強い人ほど心の病にもなります。うつ症状が出たり、対人関係がうまくゆかなくなったりします。これらを克服するためには事故後 2 週間もしたらよく体を動かすことです。運動不足の人はよく運動することです。少々痛くても頸もよく動かして下さい。よく運動することにより運動系を活発にしましょう。よく運動をして事故によって過敏になった知覚系からくるいろいろな症状を相対的におさえてしまいましょう。そして事故の悪い記憶を早く消し去ることです。消し去ることはできないかも知れませんが、早く忘れるよう努力することです。いつまでも、俺が悪いんじゃあない、相手が悪いんだ、"とてもくやしい" と思う心が続くとますます "心の病" になってしまいます。"心の病" になりますと知覚系の過敏な状態が続いてなかなか治りません。"もう車も治って新しい車になったし自分も治ったんだ" と気持ちを切り換えることが大切です。自分自身で治すことが一番重要です。

第3章

治療の話

　ここまでで、背骨の病気の話が分かっていただけたと思います。でも肝心なのはこれからです。そうです。せっかく病気のことがわかっても、その苦痛から逃れられなければ意味がありません。この苦痛を取り除いてくれるのが治療です。

　治療の方法は大きく二つに分かれます。まず、薬や注射、あるいは温熱療法や電気治療など手術をせずに治す方法があります。これを保存的療法といいます。ほとんどの背骨の病気では、まず最初にこの方法で治療をします。少々時間がかかることもありますが、多くの背骨の病気はこの方法で治ります。

　しかし、この保存的療法が全く効き目がない場合も起こってきます。このようなときには手術が必要になります。これを手術療法あるいは観血的療法(かんけつてき)といいます。

　この章では、まず保存的療法として、家庭でできる治療、通院でできる治療、入院して行う治療について説明し、つぎに手術しなければならない時どんな手術法があるかを説明します。お医者さんに言われるがままのおまかせの治療ではなく、自分のからだと病気を良く知ったうえでの治療が、病気からうまく解き放たれるこつです。

1　家庭でできること

1　安　静

　首（頸）や腰の痛みが急に起こったとき、まず安静にしてください。安静だけで多くの痛みは消えてしまいます。痛いのにがまんして仕事を続けたりすると、もっと痛みが強くなり治りにくくなったり、治るのに長い期間がかかったりします。どんな安静方法をとるかも重要です。首（頸）を反らしたり、うつ伏せの姿勢で寝たり、柔らかすぎるベッドで寝たりするのはふつうは良くありません。筋肉、とくに腹筋や背筋がリラックスできる寝かたが上手な安静のしかたと言えます。

2　温湿布・冷湿布

　つぎに試みたいのは、痛い部分の背中を暖めるか冷やすかです。手っ取り早い方法は湿布です。薬屋さんには温湿布と冷湿布があります。どちらを選ぶかが問題ですが、ふつう急性の痛みで局所に熱を持っているときは冷やした方が、逆に慢性化し熱を持たないときは暖めた方が良いでしょう。簡単に知るには、お風呂に入って痛みが楽になれば暖める、かえって痛くなるようであれば冷やした方が良いのです。しかし、温湿布か冷湿布かは原則的には本人の気持の良い方で良いとされています。

3　薬

　家庭で治そうとする限り、薬は薬屋さんで手に入れるしかありません。市販の薬には痛み止めやビタミン剤があります。症状を詳しく話し、適切な薬を手に入れて、飲んでください。

4 けんいん（牽引）

　医院や病院へいくと器械で首（頸）や腰を引っ張る治療法を勧められることがあります。病院にあるような大きな設備を家庭に備えることは無理ですが、家庭でも簡単に引っ張ることができる装置（図1-17、15頁、図1-28、30頁）を業者から入手することもできます。まず、引っ張ることが良いかどうかを医師に相談し、良ければ簡単な器具を購入し、家庭で引っ張ってみるのも一つの方法です。

5 体　操

　安静により急性期の痛みを乗り越え、症状が落ちついてきたら、つぎに軽い体操で痛みに対処します。整形外科へ行けば、簡単な腰痛体操を指導してくれます。体操は、腹筋や背筋をリラックスさせたり、筋力をつけることにより背骨のつくりを強くする効果があります（図3-1）。症状再発の予防にもなります。たび重なる背中の痛みにいつも不安を感じている人は、痛みが出たときだけでなく、常日頃調子の良いときでも、腹筋や背筋をきたえる体操を覚えるときっと不安はずいぶん解消されるはずです。

6 水泳のすすめ

　理学療法の一つにプール内歩行訓練という方法があり、整形外科の疾患によく利用されます。背骨の病気の訓練も例外ではありません。慢性の頸部痛や腰痛に効果的です。プールの中では、身体が水に包まれて安定し、運動中に転倒してけがをするという心配がありません。また、水の抵抗に対する運動は全身の筋力を大いに高めます。心臓や肺の働きも高めます。さらに、温水プールでは温熱効果も期待できます。股関節や膝関節にも優しい運動ができます。泳げない人は、プールの中を歩くだ

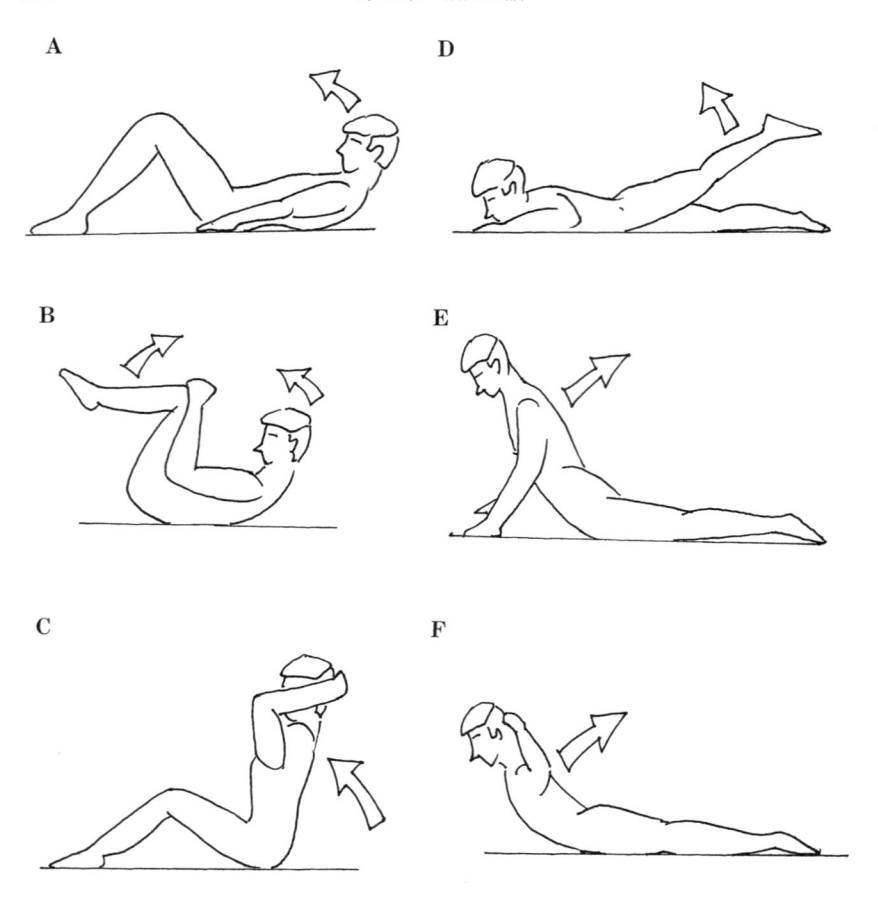

図 3-1　腰痛体操

A、B、C は、腹筋をきたえる体操、D、E、F は背筋をきたえる体操です。A から C、又は D から F へ行くほど筋肉への負荷が強くなります。最初は上の方から始め、慣れたら下の体操へ移っていって下さい。

けでも効果があります。前向き、後向き、横向き、ときには、身体を上下させ水中でジャンプするなど、いろいろ工夫すると飽きずにやれます。泳げる人も注意が必要です。バタフライや長距離の平泳ぎはかえって腰や首（頸）に負担をかけます。クロールや短距離の平泳ぎや背泳ぎがよいでしょう。運動量は一週間に 1～2 回、1 回 30 分から 1 時間くら

いでよいでしょう。肝心なことは、長続きさせることです。

7 マッサージ、はり（鍼）・きゅう（灸）

　古くからの民間療法で、しばしば非常に効果を発揮します。しかし、病気によってはかえって見逃したり、悪くなってしまうこともあります。できもの（腫瘍）は決してこれらの治療では治りません。また、背骨のつくりが弱い病気〔骨粗鬆症（図2-11、76頁）や脊椎炎（図2-16、84頁）など〕では、背骨を壊してしまう可能性もあります。これらの治療法は病気の原因の治療ではありませんので、治療効果も一時的に症状をやわらげるだけのものが多いのです。また、治療を行う人（施療者）のテクニックもさまざまで、時間とお金がむだになってしまうこともあります。

　まず、医師に相談して病気の診断をしてもらって、それからこの治療を考えてください。

8 家庭用治療器機

　最近、さまざまな家庭用民間治療器機がみられます。患者さんから「先生、人に勧められて○○という器機を買ったのですが、腰の痛みに使って利きますか。」というような質問をよく受けます。これは答えようがありません。なぜなら、その器機の治療原理も解らないし、治療効果のデータも全く持ち合わせていないからです。電流、レーザー、磁気、温熱、超音波……さまざまな原理の器機があります。ある程度治療効果が認められているもの、新しくて治療効果のデータがないものなどさまざまです。患者さんの自由な判断にまかせているのが現状です。ご質問があれば、その器械の説明書をもって医師に相談して下さい。

9 頸のヘルニアの場合の痛みをやわらげる方法
　　右ロダン、左ロダン

　頸のヘルニアがどこにあるのか（部位と大きさ）によって違いますが、通常は首（頸椎）をそらせて天井を見上げるようにします（後屈する）とヘルニアは後方、即ち神経の入っている脊柱管の方へ押されるので神経を圧迫して痛みが強くなります。逆に前方へ首を曲げる（前屈する）とすじ（頸椎後縦靭帯）がぴんとはってヘルニアはそのすじによって前方に押されて症状が軽くなります。この事実をもとにして頸から来ている肩こりや痛み、また上肢に広がる痛みやシビレを軽くする方法を考えてみましょう。

　ヘルニアが右前方から脊髄や神経根を押し（圧迫し）ている時には頸は軽度前屈し、あごを引いて、かつ左の方へ曲げる姿勢をとります。すると神経根がゆるんでヘルニアからの圧迫が少なくなり痛みやシビレが軽減します。この姿勢は彫刻家ロダンの有名な"考える人"のほお杖をついた姿と同じようになります（図3-2）。従ってここでは"右ロダン"と名づけることにしましょう。逆に左前方にあるヘルニアが左前方から脊髄や神経根を押しているとしますと頸を前に曲げて、あごを引いて右へ少しまわす姿、即ち"左ロダン"の型が痛みをとるには良いはずです。ただし本物のロダンの考える人の彫刻は名古屋市博物館のレプリカをみると、目は前方の先を見ているので首は中間位か頸を後方にそる位置（伸展位）になっています（図3-2、C）。また、肘を置く足は左になっています。この点彫刻とは違いますがロダンの名前を借りることにします。しかし個人差がありますので全員同じ方法で痛みが軽減するというわけにもゆきません。ですから各人が頸を動かしてみて痛みの軽減する方向に頸を曲げれば良いのです。また、痛み止めを飲んで数分間右ロダン、左ロダンで様子をみれば症状は改善しやすくなります。いうま

1　家庭でできること　　103

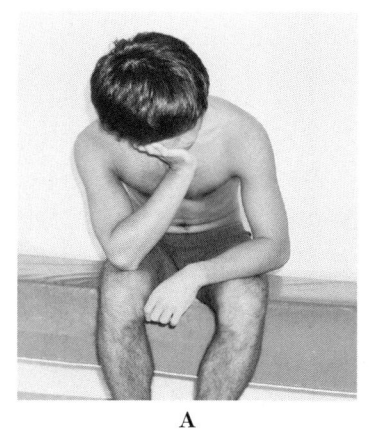

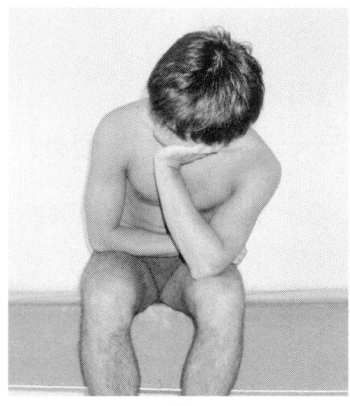

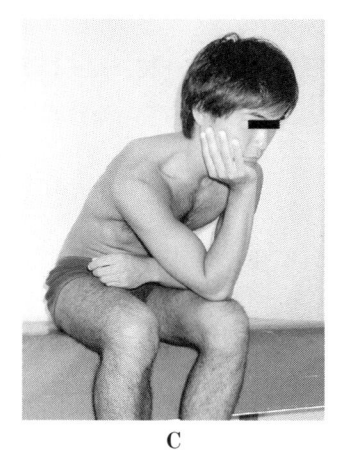

図 3-2　首（頸）ヘルニアの痛みをやわらげる方法
A 右ロダン：右にヘルニアがある場合、あごをひいて頸を前に曲げ、顔は左向きになります。
B 左ロダン：顔を右側にまわします。左にヘルニアがある時です。
C：ロダンの考える人と同じ姿勢です。

でもなく痛い時には自然とその姿勢（体位）をとって痛みを避けていることが多いのです。

10 頸肩周辺の痛み
五十肩（肩関節周囲炎）

　首（頸）や肩の周辺が痛い時には頸からか肩からか痛みの原因を見極める必要があります。まずまっすぐに座って両手は太もも（大腿部）の上に置きます。手はそのままにして首を前に曲げたり、後ろに曲げたりします。この時に肩に痛みが走れば痛みの原因は頸からの可能性が大です。痛みが走らなければ頸を後ろに曲げたまま右にまわしたり、左にまわしたりしてみて下さい。これでも痛みが出なければ、あとは画像（頸椎のレントゲンやMRI、図1-13～16、13～15頁）で調べます。骨のとげ（骨棘）の圧迫刺激による頸椎症性神経根症、椎間板ヘルニアの突出、頸部脊柱管狭窄症などをチェックします。

　次には首（頸椎）を動かさずに固定します。上腕を脇にくっつけ、肘を90度曲げて右肩を外にまわします。この動作は外旋といい、長い振袖を外に振る動作をします（図1-11、12頁）。続いて左肩も同じように外旋します。この強く外旋した動作で痛みがなければ五十肩はないと考えて良いでしょう。この時には頸椎のヘルニアを考えて画像診断をよく行います。

　もし肩を外旋して痛みが出たときには肩関節の動きが悪くなった（さびついた）ということです。外旋運動を毎日少しずつして動きをよくしましょう。痛みの出る方向に毎日少しずつ外旋すれば徐々によくなるはずです。良くならなければ内服薬、湿布、坐薬など痛み止めをもらいましょう。自分ではできない人は理学療法士の指導の下で運動療法をする必要があります。病院に通うことになります。いつまでも治らなければさびついた自転車に油をさすように肩関節の中に注射をします。麻酔

剤、副腎皮質ホルモン剤、ヒアルロン酸などです。夜間ズキズキと痛むのは骨の中の循環が悪いからです。骨に穴を開けてこのズキズキを減少させる方法もあります。

2　通院でできること

1　薬

　医師は、急性の痛みには安静を、慢性の痛みには運動療法を通常患者さんに勧めます。しかし、痛みは少しでも少ない方が良いので、薬で痛みをある程度抑えることを考えます。限られた市販薬と違って、病院や医院には、鎮痛剤、消炎剤（しょうえん）、筋弛緩剤（きんしかん）、循環促進剤、ビタミン剤などさまざまな薬があり、原因や症状にあった的確な薬を投与することができます。また、飲み方も定期的に飲むものから、痛いときだけ飲む頓服（とんぷく）もあります。お尻に入れる坐薬もあります。湿布薬にも、冷湿布や温湿布だけでなく最近は鎮痛剤を含んだ湿布もあります。鎮痛剤が皮膚から吸収されるのです。患者さんとしては、どんな薬が出されているかを良く知り、正しい使い方を医師から良く聞く必要があります。

2　温熱療法

　慢性期の痛みには、暖めることが効果的です。病院や医院では、ホットパック（ゲル状のものを袋に詰め、暖めて体の表面に当てる、図1-29、30頁）、超短波、極超短波などの方法があります。暖める深さや暖める所（皮膚、筋、靭帯、神経）によって治療法が異なりますので、医師や理学療法士におまかせください。

3 けんいん（牽引）

　椎間板の病気などにはけんいん療法が非常に効果的です。引っ張ることにより、背骨の筋肉の緊張がとれたり、神経への圧迫がなくなったり神経のはれが取れ、痛みがやわらぐ効果があります。温熱療法を加えるとより効果的です。通院では 10 分間程度のけんいんしかできません。物足りなくて「引っ張る力を上げてほしい」という患者さんもみえますが、強すぎて逆効果の時もあります。大切なのは回数を多くすることです。最初のうちは、できるだけ頻繁に通院してけんいんの回数を多くし、痛みがやわらいできたら、回数を少なくしてゆくのが良いでしょう。

4 注　射

　内服薬が胃腸から吸収されゆっくり全身効果を発揮するのに対し、注射薬は直接体内に入り、より早く効果を発揮します。注射薬には局所麻酔剤、鎮痛消炎剤、ビタミン剤、循環促進剤などがあります。注射方法には、痛いところに直接うつ局所注射、筋肉内にうち、ゆっくり長く全身効果を期待する筋肉内注射、血管内にうち、より早い効果を期待する静脈内注射、激しい痛みで動けないようなときには、背骨の神経の周辺に直接薬を入れる硬膜外注射（図 1-25、27 頁）などがあります。病気と症状に合わせて、医師が選択します。

5 コルセット装具療法

　腰痛で整形外科へ通院すると、よくコルセットを勧められます。このコルセットは市販のベルト・タイプのものと違い、患者さんの体型に合わせ、型どりして作製するオーダーメイドのものです。また、金属の芯が入っているのでより頑丈にできています。コルセットは、お腹の中の

圧を上げて腰椎を安定させる、動作の時に無理な姿勢をさせない、余分に背中や腹部の筋肉を使わせないなどの効果があり、急性期の腰痛には効果が期待できます。しかし、一度装着すると腰が楽になるので、たとえ痛みが引いてもずっと着け続ける人がいます。これは、まちがっています。長くコルセットを着け続けると、背中やお腹の筋肉を使わないために、筋肉が短縮してからだが硬くなったり、腰のまわりの筋力そのものも落ちて、かえって腰痛にはよくありません。コルセットは着けることより、はずすことがむずかしいのです。着けることだけ勧め、はずす指導をしない医師は要注意です。コルセットを着けるこつは、急性の腰痛のとき、掃除や引っ越しなど無理して腰を使うとき、腰に無理をかけ何となく痛み始めたときなどに予防的に使い、腰の調子がよいときはなるべくはずすのが賢明です。

6 運動療法、体操療法

背中の痛みに対するいろいろな運動療法や体操療法が考案されています。直接、椎間板や椎間関節にある病気の原因を取り除こうとするものや、腹筋や背筋を鍛え背中の構造から間接的に治そうとするもの（図3-1、96頁）や、痛みの再発を予防しようとするものなど目的はさまざまです。患者さん一人一人の病状や体格にあった療法が必要です。医師や理学療法士が指導してくれます。

7 マッサージ、カイロプラクティック（整体）

筋肉の緊張をほぐしたり、血流の循環を促進するためのマッサージ、関節のずれを治したりするカイロプラクティック（図3-3）も重要な治療補助手段の一つになります。病院や医院によってはこれらの治療を行う人（施療者）をおいています。民間療法と異なり、まず正しい診断を行い、必要に応じて医師により治療指示が出されます。医師と施療者の

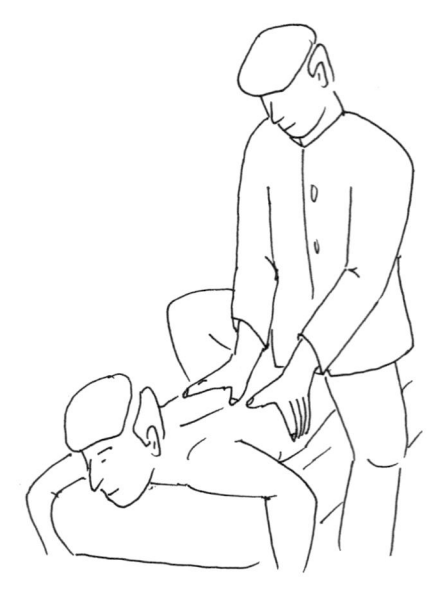

図 3-3　カイロプラクティック法
　整体といい、微妙な背骨のずれやねじりをもとにもどすといわれています。カイロプラクティクターが手や体でひねったり押したりして治します。大きなヘルニアが出てないか、骨折はないかなど、確かめてから行うことが必要です。

連携があるので、病気の見逃しは少なく、悪くなったときにもすぐに的確に対処できます。

8　各種治療器機

　器械の原理は、電流、レーザー、磁気、超音波、温熱などであり、家庭用治療器機と大差はありませんが、医院や病院では器械の出力を高くしたり、また、適切な治療法を選択したり、他の治療法と組み合わせたりすることが可能になります。また、それぞれの器械の治療効果のデータもある程度そろっています。

　さらに、時に応じ治療効果が判定されますので、効果がないのにだらだらといつまでも治療が続けられることがありません。

3 入院した方が良い場合

　激しい痛みのために日常生活が送りづらい時、家庭や通院での治療が効果を発揮せず集中治療が必要な時、診断がつかず検査を含めた治療が必要な時などには入院が勧められます。入院すれば、医師や看護婦により監視の目がとどき、よりしっかりした安静がとれます（家庭ではどうしても安静が甘くなります）。では、入院では家庭や通院と違いどんな治療ができるのでしょうか。

1　持続けんいん

　椎間板の病気などにけんいんが有効なことはすでに述べました。家庭でのけんいんは、忙しさについ忘れてしまったり、おっくうになったりします。通院でのけんいん治療は時間が短い欠点があります。けんいんは、強さでなく、回数や行う時間が大切です。これらを解決するのが、入院のもとで持続的にけんいんする方法です。ベッドに家庭でのけんいんの項で述べた装置（図1-17、15頁、図1-28、30頁）を設置し、一日数時間のけんいんを行います。けんいんの力が働く方向も大事で、医師、理学療法士、看護師が調節してくれます。頸椎の場合は1〜3キログラム、腰椎の場合は3＋3＝計6キログラムくらいでけんいんします。

2　持続硬膜外注射

　痛みやシビレの強いときには、硬膜外という脊髄の周囲のすき間に細いチューブを挿入・留置し、一日数回、局所麻酔剤を注入します。最近では持続的に薬剤をゆっくりと注入できる器具が開発されています。多くの痛みは劇的に軽くなります。ただし、チューブによりいつも外界と

つながっているわけですからバイ菌が体内に入り込む危険があります。感染には十分注意する必要があります。長い期間続けることはできません。

3 神経根ブロック（神経根注射）

椎間板ヘルニアなどでは、一本の末梢神経が脊髄から分岐するところで圧迫を受け症状が出ます。その部分を神経根といいます。この部分を局所麻酔剤で麻酔すると痛みは非常に楽になります。また、その効き目により病気がそこに存在することが診断できます。診断と治療をかねた有益な方法です（図1-27、28頁）。

4 椎間板造影と椎間板内注射

椎間板の中に直接針を刺して造影剤を注入し、椎間板の状態を調べる方法があります。椎間板の変性度や、後方への突出ぐあいがよくわかります。このときに、ついでにステロイドという消炎剤や局所麻酔剤を注入すると、薬剤は後ろの神経の周りにしみわたり、神経のはれなどをやわらげます。この場合も、痛みが非常に軽くなることがあります。これも、診断と治療をかねた有益な方法といえます（図1-41、41頁）。

5 椎間板を切らずにとる方法（経皮的椎間板髄核摘出術）

この方法は椎間板ヘルニアの一つの治療法で、保存的療法と手術療法の中間に位置します。腰の横の方からやや太めの管を刺し、その管を通してパンチという器具で椎間板の中央部を取り去る方法です。中央部の減圧により後ろへふくれ上がったヘルニアが少し中へ引っ込むこともありますし、上下から腰に加わった圧で椎間板内圧が高くなっても、ヘルニアに伝わらなくなり、神経への圧迫がとれるという原理です。現在では、後ろへとびだしたヘルニアの近くの椎間板を取り除こうとする努力

も行われています。ふつうの手術と比べて皮膚切開も小さく、骨や筋肉の構造物も壊さないので、術後短期間で退院できます。ただし、この方法が万能というわけではなく、効果が期待できる症例は限られます（図1-34、33頁）。

6 椎間板を溶かしたり焼ききる方法（レーザー）

この方法も前項の経皮的椎間板摘出術(けいひてきついかんばんてきしゅつじゅつ)と同じく、保存療法と手術療法の中間に位置づけられます。いずれも、溶かしたり焼いたりして椎間板の量を減らし、後ろのヘルニアの膨らみを減らそうというねらいです。前者はキモパパインというタンパク質分解酵素を椎間板の中に注入し、溶かしてしまう方法です。酵素の作用が強く、副作用があるのが欠点で、まだ日本では認可されていません。後者は、レーザーを使って、椎間板を焼ききってしまう方法です（図1-34、33頁）。経皮的椎間板摘出術と同様、この方法で本当に効果がありそうな人に限られます。若い人でヘルニアが比較的小さい人がよい適応でしょう。

7 椎間板ヘルニア押し出し法

この方法は大変アイデアに富んだ方法です。腰椎椎間板ヘルニアは、椎間板が飛び出して神経を押さえて（圧迫）痛みが出ます。飛び出し方が中途半端で膜をかぶってコリコリとしていると押さえが強くなり痛みも強くなります。椎間板の中身が完全に飛び出してしまうと形がかわり、神経への当たりが柔らかくなって痛みが軽くなります。この自然現象を少し早目にしてやろうというのがこの治療法です。ヘルニアになった飛び出した椎間板の中に薬を多量に入れて、中からヘルニアをもっと飛び出させます（図1-32、32頁）。少し力を入れて椎間板をパンクさせるのです。パンクさせた時には数時間痛みが強くなりますが、あとは痛みが軽くなります。ただし、脱出した椎間板の場所が悪いと痛みが強く

なり、まれには手術が必要になることもあります。脱出した椎間板を体の方が異物と考えて、免疫作用により（食(しょく)）細胞が来て食べてしまうからだと考えられています。

　この方法は豊田市の吉田整形外科の吉田徹先生が考え出した方法です。

8　椎間板ヘルニア注射法

　少し大きなヘルニアでは、先に述べた椎間板ヘルニア押し出し法を行いますが、この押し出し法でも上手にヘルニアが押し出せない場合には、後ろから直接椎間板ヘルニアの部分に針を刺して注射をする方法があります（図3-4）。たぶんこの注射によってヘルニアの膜に穴があき、椎間板が出てくるのではないかと思われます。

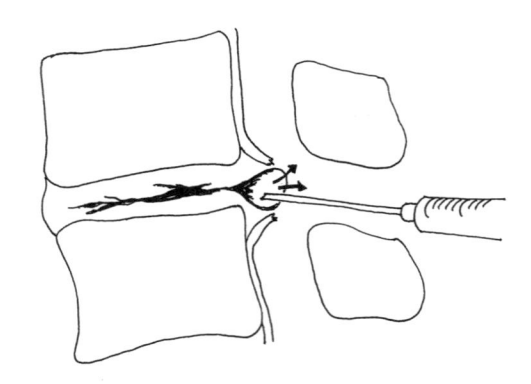

図3-4　椎間板ヘルニア注射（吉田法）
　前述の椎間板ヘルニア押し出し法でもうまく押し出せなかった場合には、逆にふくらんだ椎間板に針を刺し、薬を注入してヘルニアを脱出させたり、散らせたりする方法です。

第4章
さらに詳しい腰などの話

1　腰痛をなおすための検査・治療

1　硬膜外注射

《目的》　神経を包む袋（硬膜）の外側へ局所麻酔剤を入れ痛みを少なくしようとするものです。

《方法》　ベットに腹臥位（うつ伏せ）で寝ます。肛門の少し頭側の仙骨裂孔から注射をします（図1-25、27頁）。

《薬剤》　局所麻酔剤＋少量のステロイド剤（副腎皮質ホルモン剤）です。

《副作用》
- 注射部位が2～3日間少し痛くなることがあります。
- ステロイド剤のため、しゃっくりが出ることがあります。
- 一時的に血圧が下がることがあります。
- 麻酔剤を入れますので一時的に神経が軽く麻痺することもあります。
- キシロカインという麻酔剤によるショックが大変まれですが発生することがあります。

《画像》　薬剤を注入すると図4-1のように薬が入ります。年齢が高くなるとつまって十分に入らないことがあります。

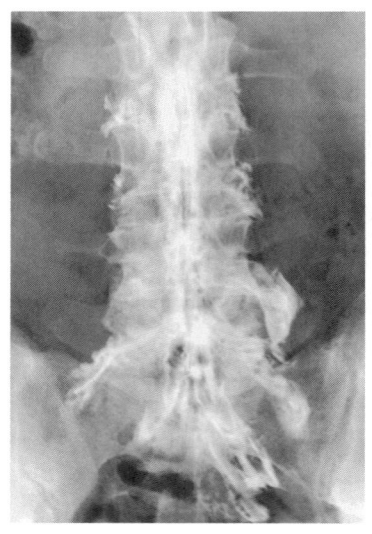

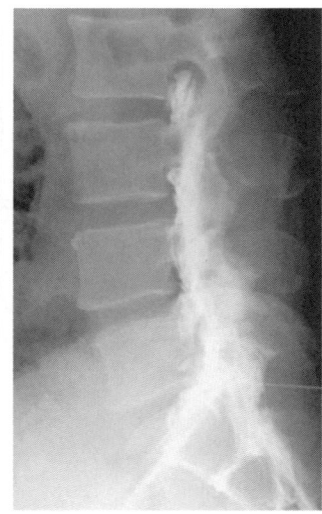

正面　　　　　　　　　側面
図4-1　硬膜外造影像
　仙骨裂孔より造影剤を注入した像です。仙骨よりの硬膜外ブロック時には若い人ではこのように薬が腰全体にゆきわたります。腰の手術後の人や高齢者では薬が入りにくくなります。

　人によっては仙骨裂孔が触れなかったり、注入圧が高く薬剤が入らないこともあります。

2　脊髄造影（ミエログラフィー）

《目的》　脊髄液の中に下記のヨード剤を入れて脊髄神経の周辺を観察する方法です。40年以上も前から行われています。MRIとは違った観点から神経周辺を観察できます。

《方法》　背中から針を脊髄液に向かって刺します。このために左を下にした横向きになって寝ます。えびのように体を曲げて力を抜きます。膝を両手で抱きかかえて顔はその中にうずめるようにします。針を刺します。4〜5cm刺入すると脳脊髄液が出てきます。水が出てきたら下記

のヨード剤を注入します。えびのように体をしっかり曲げると背中の椎弓と椎弓との間が開き針が通りやすくなりますのでしっかり曲げて下さい（図4-2）。

《薬剤》　造影剤（ヨード剤でイソビスト240かオムニパーク240）です。

《副作用》

・腰椎の硬膜に針を刺しますので、この針穴から硬膜の中にある脊髄液がもれます。検査後1日は静かに寝ていて（安静臥床をして）下さい。臥床していないと頭痛が生じます。頭痛が生じた時は治まるまでに長くて10日間かかります。静かに寝ていれば早く治ります。

・ヨード剤による発疹や、大変まれですが薬物性ショックが生じることがあります。今までヨード剤を使用して副作用の出た人は申し出てください。

《画像》　図1-50（49頁）、2-6（70頁）、2-7（71頁）を御参照下さい。

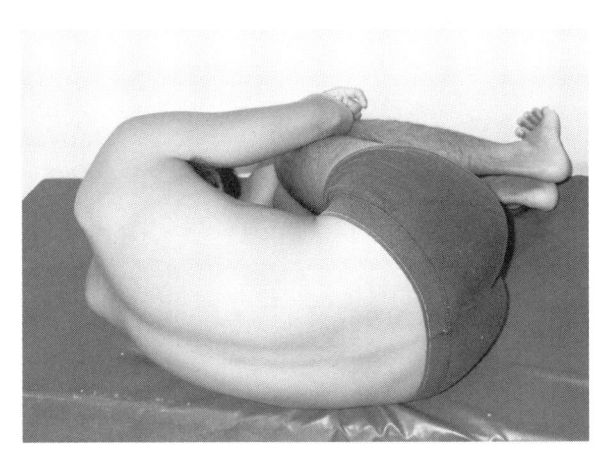

図4-2　腰椎穿刺時の体位
　えびのように体全体をまるめます。顔は両膝の間にうずめるようにします。このえびのように体をしっかり曲げると背中の骨（椎弓）と骨（椎弓）との間が開き針が通りやすくなります。

3　椎間板造影・注射（ディスコグラフィー）

《目的》　椎間板の中にヨード剤を入れて椎間板の変性（老化）の程度、ヘルニアの突出や脱出の方向、程度を知ることができます。また、このヨード剤に続いて薬剤を注入すると治療にもなります。椎間板ヘルニアや腰部脊柱管狭窄症の痛みを軽減させます。また、麻酔剤を注入し、どこを手術したら良いかという手術レベルの判定（断）にも利用します。

《方法》　X線の透視の台の上で痛いほうを上にした横臥位（側臥位）となります。少し前に倒して45度位になります。術者の得手不得手で横（側）臥位、腹臥位になることもあります（図4-3）。レントゲンでみて針の刺入部位を決め刺入します。針先が椎間板内に入っているかどうか造影剤を入れます。ヘルニアの方向、脱出先が知りたい時には3〜5ml位入れます（図1-53、51頁）。治療が主目的であれば造影剤は少量にし、次のステロイド剤、麻酔剤を多めに入れます（図1-26、28頁、1-53、51頁）。

《薬剤》　ヨード剤＋ステロイド剤＋局所麻酔剤です。

《副作用》

・ヨード剤に過敏な人は発疹や不快感、時にはショック状態になることがあります。
・まれにはキシロカイン麻酔剤でショック状態になる人もいます。
・ステロイド剤でしゃっくりが持続する人がいます。これらの経験のある人は先に申し出てください。

4　後方からの腰ヘルニア直接注射（ヘル注）

《目的》　腰椎椎間板ヘルニアの中に後方より直接注射をして疼痛などの症状を軽くするためです。

《方法》　背中の後方より針を刺します。この時ヘルニアに向かって針を

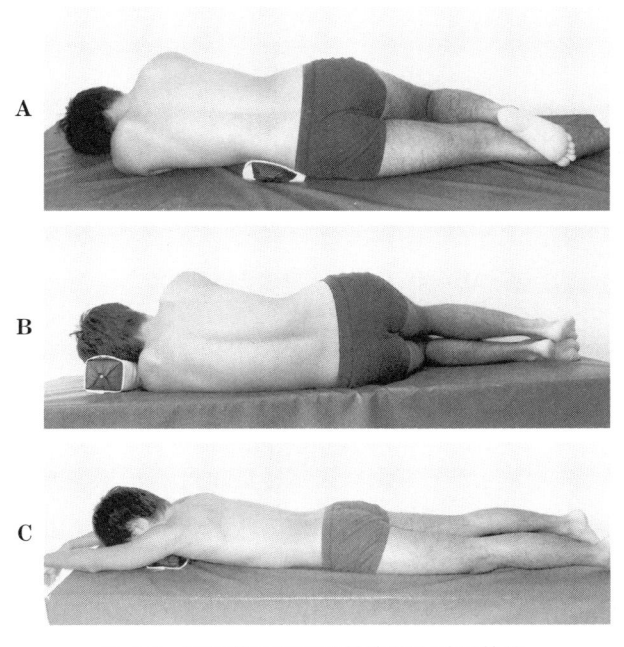

図 4-3　腰椎椎間板造影検査施行時の体位
　　A：45 度斜位
　　B：側（横）臥位
　　C：腹臥位

刺しやすいように時々レントゲンで透視をして骨の位置を確かめながら行います。針を刺す時の姿勢は横向き（右下側臥位）か四つ這いになっての腹臥位です。横向きでは脊髄造影（ミエログラフィー）時と同じく腰椎を曲げてえびのようになってください（図 4-2、115 頁）。四つ這いではお腹にプラスチックの箱を入れてその上に乗るようにします（図 4-4）。ポイントは箱の上に乗りかかるようにお腹を乗せて腹部内のガスを横によけることと、腰椎を曲げて針が入りやすいように背側の椎弓と椎弓の間を開くことです。後方（背側）より針を刺入しヘルニアの中に薬剤を注入します。

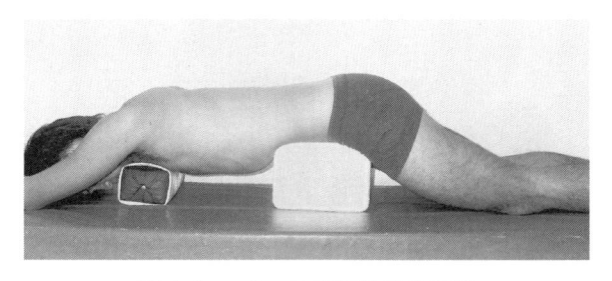

図 4-4　ヘルニア直接注射の姿勢
箱の上に四つ這いになります。

《薬剤》　ヨード剤＋ステロイド剤＋局所麻酔剤です。

《副作用》
・針が神経根に当たることがありますので疼痛が下肢にひびくことがあります。その場合通常は数日で痛みは減少します。
・ヨード剤に過敏な人は発疹や不快感、時にはショック状態になることがあります。
・まれにはキシロカイン麻酔剤でショック状態になる人もいます。
・ステロイド剤でしゃっくりが持続する人がいます。これらの経験のある人は先に申し出てください。

《画像》　椎間板ヘルニアそのものは小さいので薬剤は周囲にもれます。針が深い所にあれば椎間板内に、浅い所にあれば硬膜外にもれ出ます。硬膜外にもれると薬剤が神経根の周辺に入りますので痛みをおさえる効果が高まります。

5　神経根造影・注射（ルートブロック）

《目的》　①神経根を造影して神経根がどこで圧迫されているかを見ます。②痛みの原因がどの神経根領域のものか麻酔剤を注入して検討します。③神経根経由でヘルニア等の痛みの部位にステロイド剤等の薬剤を注入して効果をみます。手術レベルの決定の参考にもします。

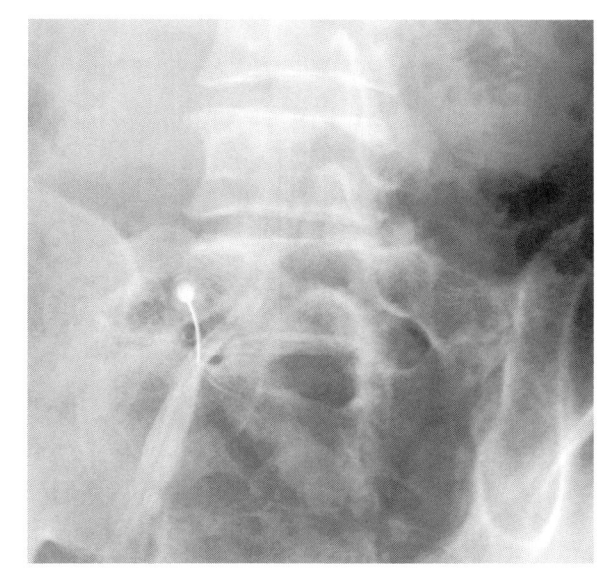

図 4-5 神経根造影像
神経根が陰影として造影剤の間に描出されます。確実に神経根周辺に薬剤が入ったことを示しています。根が上方（頭側）にどこまで描出されているかも見ます。

《方法》 まず痛みのある側を上にした横向き（側臥位）になります。少し前に倒して45度斜めになります（図4-3、A、117頁）。レントゲン透視で確かめながら痛みが出ていると思われる神経根に針を刺します。針が神経根に当ると痛みが走ります。造影剤を注入します。神経根が描出されたらレントゲンを撮ります。麻酔剤を注入し、痛みが消失するかみます。次いでステロイド剤を入れて効果が長続きするようにします（図1-27、28頁、図4-5）。
《薬剤》 ヨード剤＋局所麻酔剤＋ステロイド剤です。
《副作用》
・ヨード剤で皮膚の発疹や時にはショック状態に陥る人がいます。症状

により別の薬剤で対応します。
・麻酔剤でもまれにはショック状態になる人もいます。
・ステロイド剤でしゃっくりが持続する人がいます。これらの経験のある人は先に申し出てください。

6 椎間関節造影・注射

《目的》 椎間関節から痛みが生じているかどうか確認する方法です。
《方法》 痛い方の腰を上にして横に寝ます（側臥位）。少し前に倒して45度傾けます（図4-3、A、117頁）。こうするとレントゲンの透視で関節のすきまが見えます。皮膚に局所麻酔剤を少量注射し針をこの関節のすきまに直接刺し込みます（図1-31、31頁）。関節内に造影剤を注入します。関節を造影し関節内に確実に薬剤が入ったかどうかを確認します。続いて麻酔剤を入れます。この麻酔剤で腰痛や殿部痛がとれるかどうかをみます。最後に効果が持続するようにステロイド剤を入れます

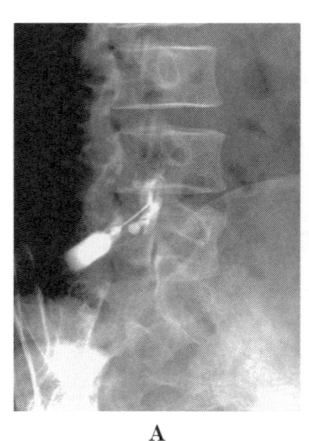

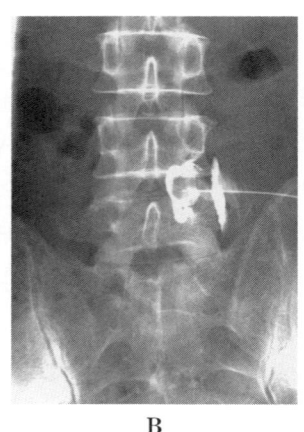

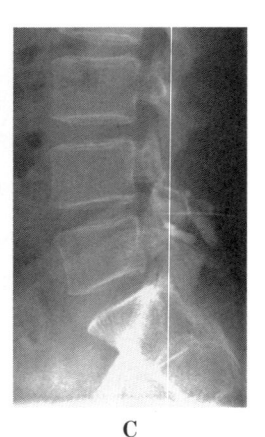

図4-6 腰椎椎間関節造影像
A：斜位像です。この斜位の姿勢で関節に針を刺し造影剤を注入します。
B：関節正面像です。一部外側に造影剤がもれています。
C：側面像です。造影剤がうすくなっています。

（図4-6）。

《薬剤》 ヨード剤＋局所麻酔剤＋ステロイド剤です。

《副作用》

・針の刺入の痛みが時にあります。
・ヨード剤による皮膚の発疹やショック状態等になることがあります。
・ステロイド剤でしゃっくりがとまらない人がいます。
・局所麻酔剤（キシロカイン）でショック状態になる人もいます。これらの経験のある人は申し出て下さい。

2　若年者の腰痛・椎弓の疲労骨折（成長期脊椎分離症）

　小学生から中学生にかけての成長期に同じスポーツを毎日激しく行うと、腰椎の疲労骨折がおこります（図2-8、72頁）。骨がまだ十分に大人の骨になっていないため軟骨部分も残っており折れやすいからです。折れる所は決まっています。上下椎間関節の間で椎弓根の入口です。成長期にスポーツで体を鍛えることは大切なことですが、1つのことをやり過ぎないように成長期にはいろいろな種目のスポーツをしましょう。

　椎弓が折れているかどうかの判断はX線でします。しかし折れはじめの時期はX線では困難でMRIで診断します（図4-7）。折れていたらギプスを少なくとも1カ月は巻きます。その間激しいスポーツはできません。続いて硬性のコルセットを装用し骨のくっつく（癒合）のを待ちます。6カ月以上も前に折れた骨は容易にくっつきませんので痛みがなければ、そのままスポーツを続行できます。大人になってヘルニアとか、ずれ（分離すべり）症（図2-9、A、74頁）になって症状が出て痛ければ手術が可能です（図4-8）。

右　　　　　　　　　　　　T₁W　　　　　　　T₂W　　　　　　　　　左

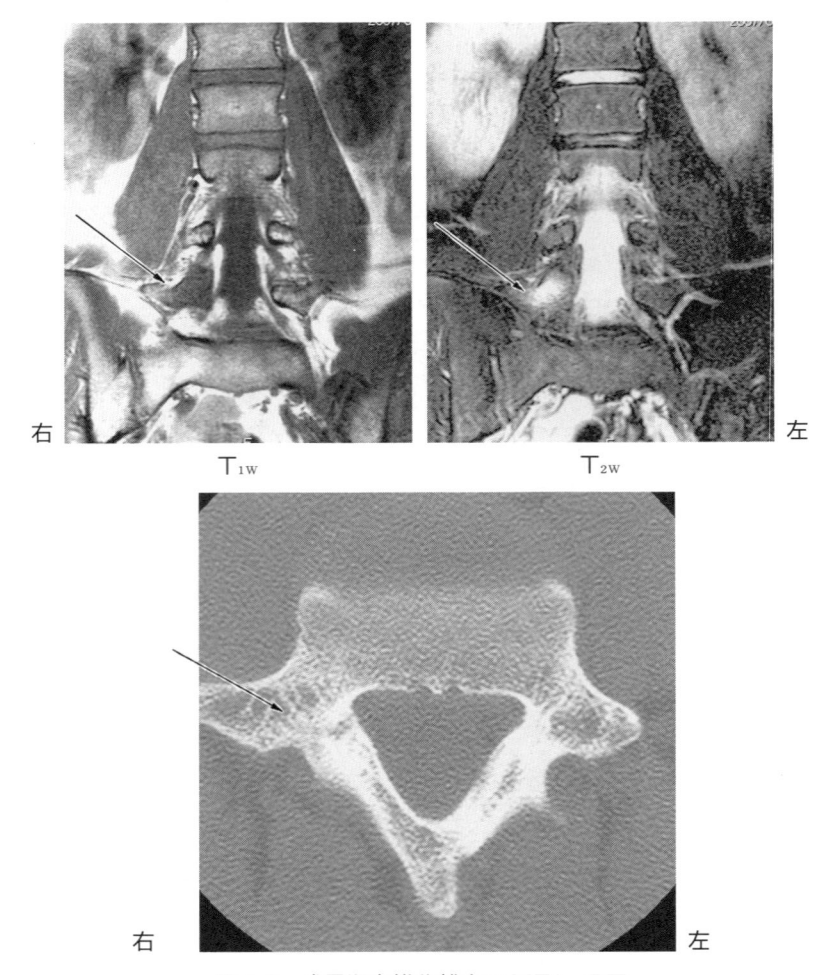

右　　　　　　　　　　　　　　　　　　　　　　　　　　　　　　　左

図 4-7　成長期脊椎分離症の MRI、CT

　疲労骨折が生じる部位は上下の椎間関節の間です。腰のレントゲン（腰椎正面・側面・両斜位）では骨折がわからない時でも MRI でこの部分の切断面を描出します。T_1 強調像（T_{1w}）で黒く（低輝度）、T_2 強調像（T_{2w}）で白く（高輝度）なりますと骨折が生じているという判断になります。CT では一部骨折が認められます。骨折の初期像です。痛くても我慢してスポーツを続けていると骨折線が進んで X 線や CT 写真でもはっきり出てきます。この症例は第 5 腰椎右椎弓の骨折のはじまりです。

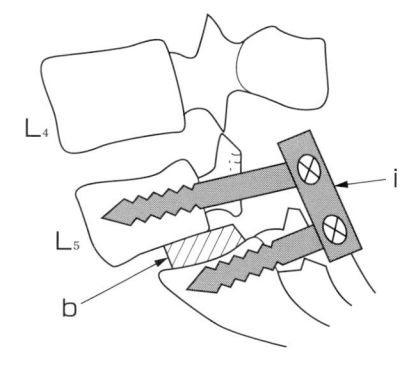

図 4-8　脊椎分離すべり症の手術
　　　　（PLIF）
　分離すべり部は腰の前後屈でよく動きます。よく動く所は椎間板がこわれてヘルニアも生じやすくなります。よく腰を使うと痛みも出やすくなります。この部分は不安定な状態になりますので、この部分を動かさないようにする方法がくふうされます。金属インスツルメント（i）で固定し、骨（b）を間にはさみ、骨性にくっつけて（癒合）しまう方法です。

3　70歳以上の高齢者の急性腰痛

　高齢者の腰痛の訴えがどんどん増えています。さてどうして痛いのでしょうか。本人によく聞いても原因がわからないことが多いので困ります。動作の初めが痛い、立ち上がる時に痛い、立ってしまえば良い、という訴えであれば脊椎の圧迫骨折が疑われます。

　診察では腰掛けて机に向かって座って下さい。手を机にのせ、その上に頭をのせて体を安定させます（図4-9）。背骨（脊柱）を医師が手で叩いて痛いと感じる所があれば、ますます圧迫骨折が疑われます。ではレントゲン写真をとってみましょう。レントゲン写真をとって痛い所の背骨に変形が見つかれば圧迫骨折が有力です。しかし古い骨折のあとということもありますのでMRIをとって確かめます（図2-20、87頁）。MRIで圧迫骨折だということがわかれば診断が確定します。レントゲン写真だけでもよくわかることがありますが、骨がもろい（骨粗鬆症）人は診断が難しい場合が多いのです。こうして調べて統計を出しますと平成13年の調査では70歳以上の受診者の3人に1人が圧迫骨折でし

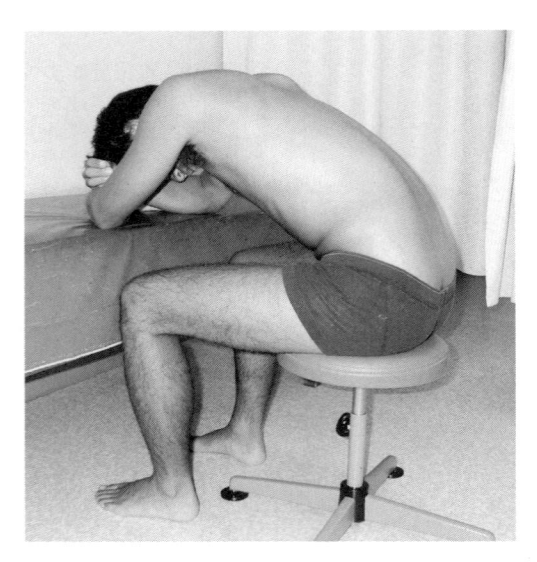

図4-9 脊椎・椎体の圧迫骨折を疑う場合の診察体位
医師は背中を叩いて痛みの強い所を調べます。

た。もちろん転倒したとか、重いものを持ったとか、畑仕事をしたとか、尻餅をついたとか、原因がはっきりしていれば圧迫骨折の疑いは高くなります。

　急に激しい下肢痛が出てなかなか治らないという時には高齢者でも若い人と同じように腰椎椎間板ヘルニアの場合があります。この時も腰のMRIが大変有力な情報になります。足のどこの部位に痛みがあるのか指1本で指し示すことができればどの神経根の辺のヘルニアかがわかります。MRIの所見と合わせて考えます（**図1-24、26頁**）。ヘルニアの治療方法は各所（110～112頁など）で述べています。

4 圧迫骨折の治療はどうするのか

　腰の MRI で圧迫骨折とはっきりわかればギプスを巻くのが最も良い方法です。手や足の骨折と同じように体幹にギプスを巻きます。夏は暑いし風呂にも入れませんから大変ですが一番良い方法です。立って少し背中を反り気味にしてしっかり巻けば、圧迫骨折であれば1週間位で痛みが軽くなります。破裂骨折（図 2-21、88 頁）では4週間位かかることもあります。手足の骨折と同じように4週間位ギプスを巻いたままにすれば早く骨がくっつきます（骨癒合）。骨が少しくっついて、痛みのチャート（図 2-26、95 頁）で VAS 2/10 位の痛みになったら硬いプラスチック（硬性）のコルセットに変えます（図 4-10）。この硬性コルセットをしっかり巻いて前屈しないように気をつけていれば約4カ月で骨癒合は完成します。骨折の種類によっては6カ月位かかる人もいま

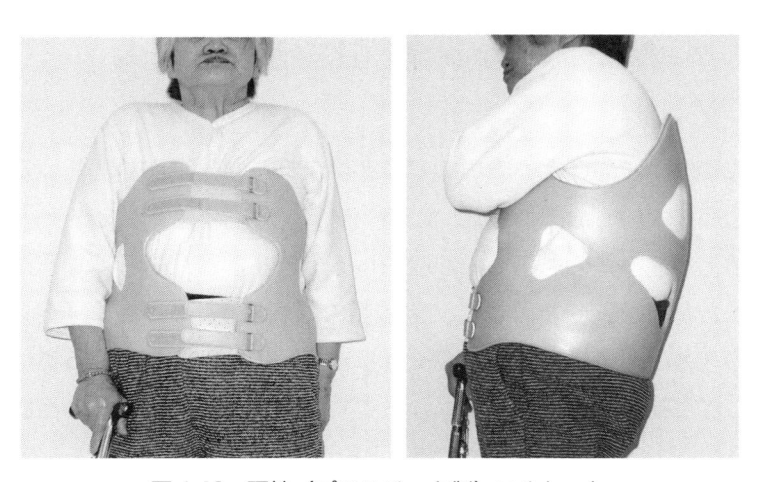

図 4-10　硬性（プラスチック製）コルセット

す。

　骨折が治ったかどうかの判断はまた MRI でするのが良いと思います。MRI で他の骨折してない背骨と同じような色になったらよく治ったということです。

　ギプスを巻かずに硬性コルセットとか軟性コルセットを装用していたとか寝たきりでいたとか他での治療を聞くことがあります。これらは建築で言うと少々の手抜き工事に相当します。骨がつくまでに時間がかかりますし、痛みが長く続きます。我慢してギプスを巻き続けることが大事です。楽あれば苦あり、苦あれば楽ありです。暑い時は体幹ギプスは大変苦痛ですので硬性コルセットに変えてガムテープでとれないようにコルセットを巻く方法も考えられます。この方法では1週間に1〜2度シャワーが可能でしょう。しかし、自分の心に負けてコルセットをはずしたら元も子もなくなります。頑張って下さい。破裂骨折がひどくなって脊髄神経を圧迫し、神経麻痺が出現しそうとか出てしまった人はインスツルメントを使った手術が必要になります。

5　骨粗鬆症

　ここでは、腰のことそのものではありませんが、腰にも関係している骨粗鬆症についてお話ししたいと思います。

　高齢化が進み骨のもろい人が増加しています。骨がもろくなると、先に述べた脊椎圧迫骨折、また、手関節の前腕骨骨折、大腿骨頸部骨折、とこの3カ所の骨折の頻度が高くなります。これは足腰が弱って体が不安定になり転倒することが多いからです。年だから仕方がないといってあきらめてしまえばそれまでです。毎日よく動くように努力をして足腰を鍛えて、生きている間、自分の足で歩けるように維持しましょう。動

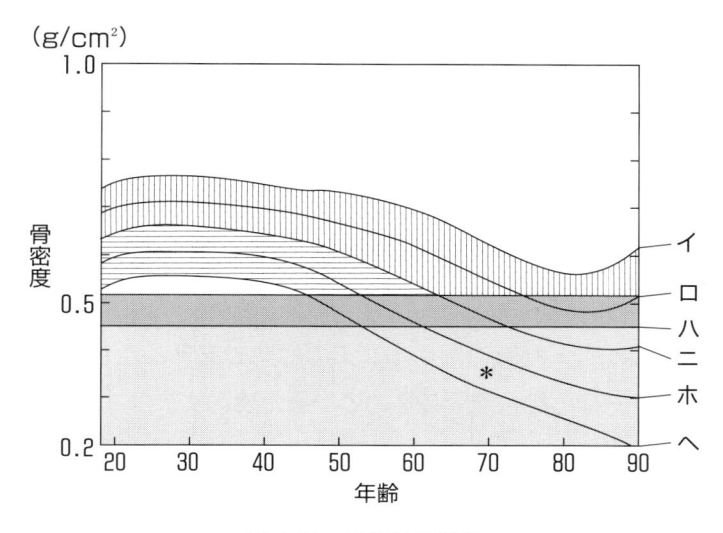

図 4-11　骨塩量の測定

骨の硬さ、もろさは骨塩量を測定して考えます。測定部位は腰椎、前腕、手指、踵骨と歴史的にいろいろあります。また、測定する器械も違います。このグラフは前腕（橈骨）の骨塩量の標準測定値です。ハの線以下は骨がもろい領域です。この症例は70歳女性です。＊印が実測値です。平均値（ニ）よりも相当下にあります。大変骨がもろいことを示しています。

ける間はよく動くことが最も良い予防方法です。次には日光にも当たりましょう。日陰にばかりいますともやしのようになって体の動きが不安定になります。動かないと骨も作られません。次には骨の材料であるカルシウム（Ca）をとりましょう。多量にとる必要はありませんが、小魚、牛乳や他の乳製品などを少し心掛けてとりましょう。医療機関では骨をこわす細胞をおさえるカルシトニン製剤の注射、骨塩量を維持する薬ビスホスホネート製剤、ビタミンD_3、カルシウム製剤、ビタミンK_2、蛋白同化ステロイド製剤等を処方しています。骨の丈夫さ（骨塩量）も年に2回位測定して参考にしましょう（図4-11）。

6　腰椎椎間板ヘルニアの一生

1 ヘルニアはギックリ腰や腰椎の捻挫から始まるか

　急に腰が痛くなった時にはヘルニアの初期であることが多いのです。椎間板のゼリー様の髄核を閉じ込めている外側の丈夫なすじ（靭帯）の帯（囲い）は線維輪と呼ばれています。この線維輪が一部切れる（線維の断裂）とそこに来ている痛みのセンサー（神経終末）が刺激され痛みを感じます（図1-6、9頁）。これは足関節の捻挫の場合と同じことが生じています。この時痛みは腰全体に出現しますが、よく自分の体を観察しますと腰の真中（正中）と表現できることが多いと思います。腰の右側とか左側とか表現できるものは腰後方の関節（腰椎椎間関節）からくる痛みが多いのです。MRIを撮る（撮像する）と線維輪の断裂がみられます（図4-12）。普通は2～3週間位で治ってしまいますのでヘルニアの初期と気づかないことが多いのです。

2 切れた囲い（線維輪）はどうなるのか

　この切れた囲い（線維輪）は痛みをさけるような行動や動作をしていれば自然に皮膚の傷が治るように修復されます。この修復は軟部組織ですから3週間位と推定されます。修復をさまたげるのは痛みを伴う動作や行動です。即ち痛いということはこの切れた（断裂した）線維輪の所に入り込んできている痛みのセンサー（自由神経終末、図1-6、9頁）を刺激することです。断裂部に無理な力が加わった時です。従って腰部にベルト（コルセット）を巻いたり、重い物を持たないようにしたり、力

6　腰椎椎間板ヘルニアの一生

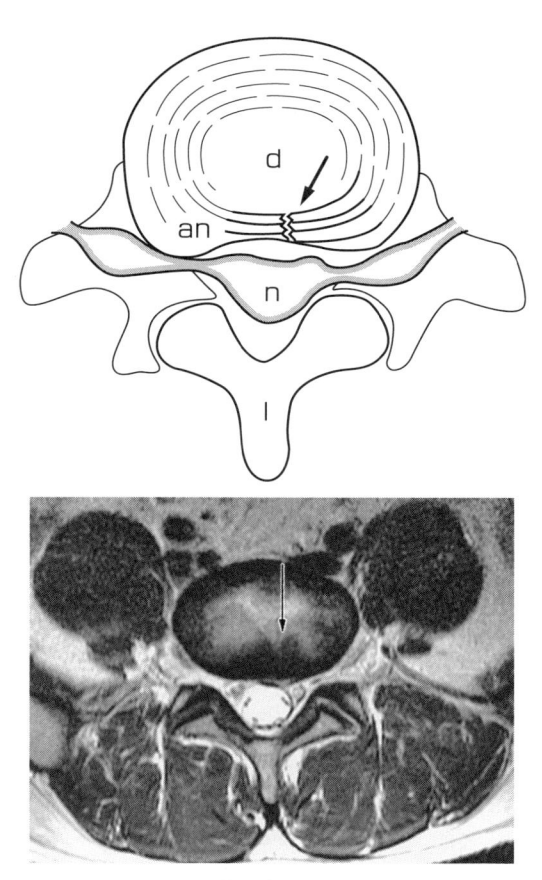

図 4-12　椎間板線維輪の断裂

　椎間板（d）の線維輪（an）が椎間板に加わった圧によって一部断裂（矢印）したところです。脊髄神経や馬尾神経（n）には影響は及びませんが、線維輪の中に分布している痛みの神経（自由神経終末）を刺激しますので、腰が痛くなります。この線維輪の修復には痛くないように静かにしている場合で2〜3週間かかります。

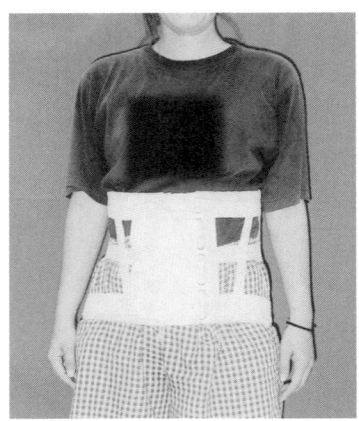

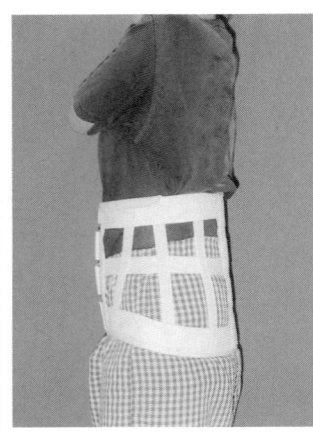

図 4-13　軟性コルセットの装用

を入れないようにして腰を保護してやりますと切れた線維輪が治りやすいのです（図 4-13）。

❸ 大きなヘルニアはどうしておこるのか

　先の線維輪の断裂は一時的には修復、修理されますが、生まれたときのようには修復されませんので周囲よりも弱い線維となり破れやすくなります。従って、何度も椎間板に大きな力が加わればまた破れます。破れますと椎間板のドロドロした中味（髄核）が出やすくなります。外側の線維輪を押して前よりもさらに中味が大きくふくらむことになります。この時に急に大きな力が加わって線維輪が破れれば腰痛となります。しかし腰を使わないように静かにして痛みを避けていればふくらんだ状態で治ります（線維輪が修復されます）。この状態になれば MRI を撮ると小さくふくらんだもの（ヘルニア）が見えます。腰椎椎間板ヘルニア（小さい）と表現されることになります（図 4-14）。椎間板に再び力が加わると更にふくらみは大きくなります。中等度の腰椎椎間板ヘルニアと判断（読影）されます。こうして何度も椎間板に圧が加わって

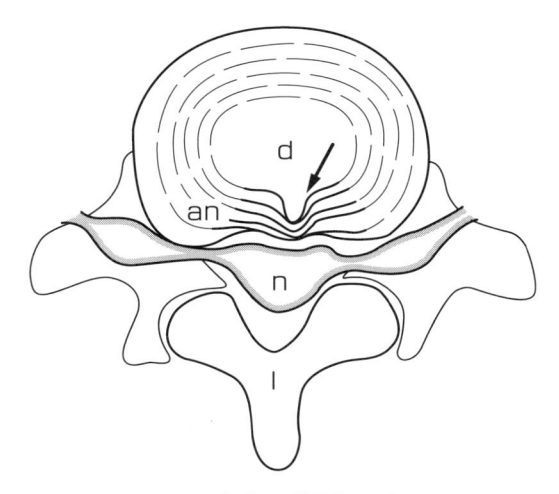

図 4-14　初期の椎間板ヘルニア

　線維輪（an）がさらに破れて椎間板髄核（d）がそこからのぞき出しています。この時期になると腰痛はさらに高度になります。神経（n）には触れていないようでも時にはヘルニア周辺の炎症で神経症状が出ることもあります。この修復には痛くないように静かにしていても1カ月位かかるでしょう。

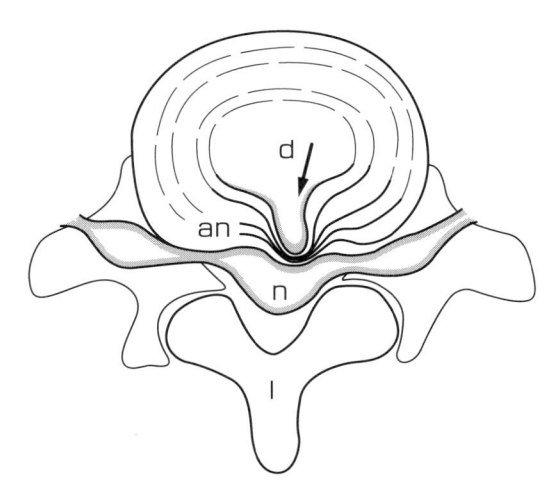

図 4-15　中等度にふくらんだ（膨隆した）椎間板ヘルニア

　椎間板髄核（d）は線維輪（an）を破り脊柱管の中に膨隆し入り込みます。神経（n）も圧迫されるようになります。軽い神経麻痺が生じます。シビレるとか少し筋力がなくなるとかです。この時には硬膜外注射、椎間板内注射、神経根ブロック等が有用です。この注射でも治らなくて治療を急ぐ人は手術が必要でしょう。ゆっくり休める人は待てば症状が改善します。

ヘルニアは大きくなります（図4-15）。

4 大きなヘルニアは最後にはどうなるのか

何度も椎間板に大きな力が加わると線維輪が破れて椎間板のまん中のどろどろとした髄核部分が外に飛び出すことになります。髄核が飛び出すと、この髄核は自分自身のものであるのにもかかわらず外から来た異物と体は判断（認識）して、それをこわして取り片付けようとします。すなわち外からばい菌（細菌、ビールスなど）が入った時と同じような体の反応（免疫反応）がおこります。この反応がおこりますとこの異物を片付ける細胞（喰食細胞）が来て食べて処理をしてくれます。ヘルニアがなくなる（消失）のは早くて4カ月位といわれています。数年もすると突出したヘルニアはなくなっていることが多いのです。この現象はMRIでみることができます。しかし、線維輪が破れずに髄核を入れたままふくらんだ時には体の反応がおこらずにそのままゆっくり固くなります。固くなって神経の通る道（脊柱管）を狭く（狭窄）します。時には枝分かれした細い神経（神経根）を圧迫していつまでも痛みが続きます。治ったようになっても、長く歩くと痛くなって休んでは歩く（間欠性跛行）ようになることもあります（図4-16）。

5 椎間板ヘルニアは火山に例えると理解が容易です

椎間板は人の大切な大黒柱である脊柱を構成します。椎間板の名前の如く脊柱の椎体と椎体との間にある厚みのある板、板状のものです（図1-5、6頁、1-24、26頁、2-3、66頁など）。椎体をとってしまいますと水玉のように丸く球状になります。これは高齢者で骨がもろいため椎体の圧迫骨折をおこした人の椎間板でみることができます（図4-17）。この丸くなった椎間板は地球の構造に似ています。地球の中心はドロドロと燃えた火の玉です。火の玉の中味はマグマといわれています。地球の表

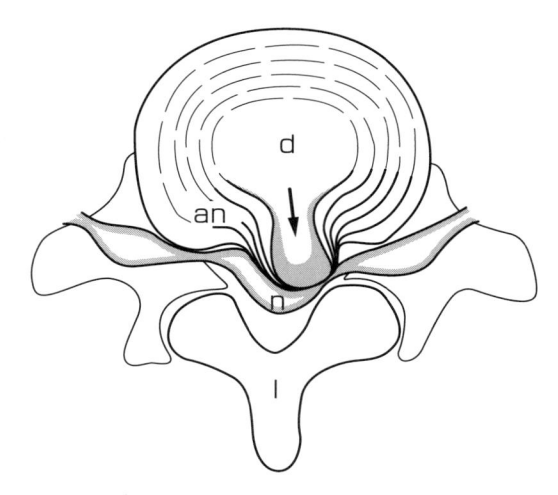

図 4-16　高度にふくらんだ（膨隆した）椎間板ヘルニア
　さらに椎間板髄核（d）は大きく膨隆します。線維輪（an）は全て破れています。このヘルニアを覆っているのは後縦靱帯です。この靱帯に少しメスを入れるとヘルニアは飛び出してきます。また、重いものを持つとか、腰に急に力が入ったとか何らかの拍子に靱帯が破れてヘルニアが脱出することもあります。脱出してしまえば痛みは軽減し楽になります。しかしすっきりしない状態が数カ月続きます。ヘルニアが破れなければ日常生活に支障を来します。神経麻痺も続くと思われますので、ヘルニアが大きければ手術をして切除した方が早くよくなることでしょう。

面は冷えて固くなり、生物が住めるようになりました。しかし太陽や月や他の星の引力により外から大きな力が加わり時々地表の弱いところからマグマが噴き出してきます。これは火山といわれています。椎間板は円柱形の椎体によってはさみ撃ちにされ、板状に圧縮されて型にはめられています。このため体を動かして腰に負担（大きな外力）が加わると椎間板の中には大きな圧が加わります。地球の地殻に相当する椎間板を囲う線維輪が丈夫な間はよいのですが、古くもろくなるか、何度も大きな力が加わりますと圧に負けて破れてしまいます。この破れた時に腰痛（ぎっくり腰）が生じます。火山でも何度も噴火しますと山が大きく成長しますが、何度も腰痛が生じますと大きなヘルニアとなります。火山

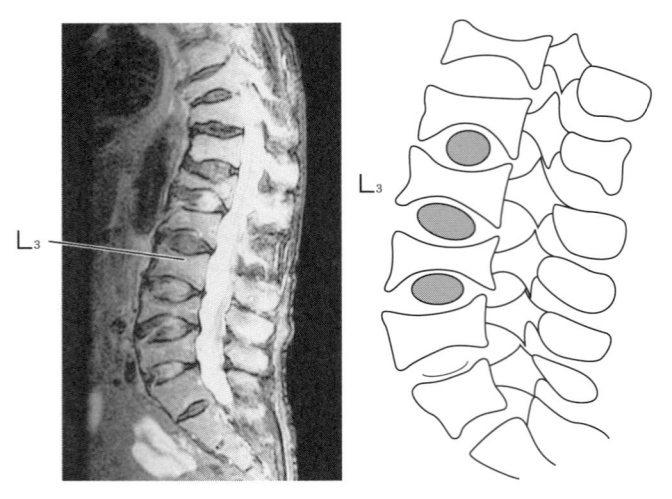

図 4-17　丸くなった椎間板
骨粗鬆症の人の椎間板は時に丸くなります。椎体の端（終板）がへこむように折れた人でおこります。椎間板は水玉のように丸くなる性質があります。

の噴火も最初は山は燃えているため生物は死に硫黄ガスなどの毒素も出て近づくことができません。ヘルニアも最初は炎症がおきたはれ物と考えると理解しやすいと思います（図 4-18）。そこには火の粉のような炎症物質が生じ、これが痛みの神経を刺激して強い腰痛となります。火山も最初は燃えていて近づけませんが、4 年も経てば冷えて近付くことが出来るようになります。腰のヘルニアも 4 年も経てば痛みの症状がとれます。自然治癒です。火山では草木や動物が熱で死んでしまうように、椎間板ヘルニアでは痛みをがまんしているとヘルニアによって圧迫された神経が麻痺することもあります。しかし 4 年もすればヘルニアもそれなりに治ります。しかし痛みはとれても麻痺が残ることがあります。結婚前の若い女性が体に傷をつける手術がいやで理学療法をして痛みをごまかしていたら、4 年もしてすっかり治った症例が数例ありました。とにかく数年すれば症状は落着きます。

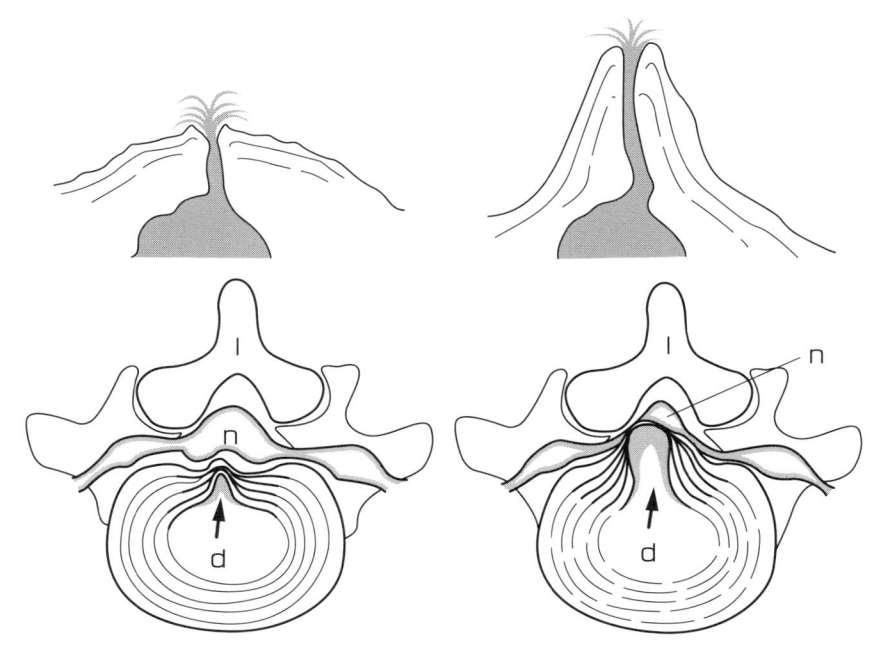

図4-18 椎間板ヘルニアと火山との比較

　椎間板ヘルニアは火山に例えるとわかりやすくなります。火山は宇宙の太陽や月などの引力によって地球の内圧が高まって地表が破れてマグマが噴火してきます。椎間板も腰に力が加わって線維輪が破れて髄核が飛び出してきます。共に初期には熱を持っています。体も炎症状態で痛みを伴います。4年もすると火山もヘルニアも自然とおさまります。しかし再噴火（再発ヘルニア）もあります。

6　椎間板の構造

　椎間板は背骨（脊柱）の一部で椎体と呼ばれる円柱型の骨と骨の間にクッションのようにはさまれている軟骨の板のことです。解剖の図（図1-5、6頁、1-24、26頁、2-3、66頁など）では難しい表現がしてあります。これを皆さんにわかりやすくしますと、地球の構造にたとえられます（図4-18）。

　もう一つは2重のビニール袋で覆ったゼリーにたとえることができま

す。このゼリーを円柱の積木のような板で上下からはさんで押しつけたように考えてみましょう。即ち球になったゼリーを型にはめるように押しつけたものです。この球状のゼリーの袋は内外 2 層のビニール袋でできているとします。何度も圧迫されると内層が圧で破れやすくなります。さらに何度も圧迫されると外層まで破れて中のゼリーが飛び出してくるという構造です。椎間板をこのような構造に似たものと考えるとわかりやすくなります。仕事をしたりスポーツをしてぐいぐいとゼリー（椎間板）を押しますとビニール袋（線維輪）がふくらんで破れやすくなり時には破れます。そのビニールの繊維がのびてふくらんだ時がギックリ腰に相当するのです。ビニール袋がふくらむようにして大きくなり、即ち椎間板の線維輪が破れるとそこに来ている痛みのセンサーが働きます。そこで腰が痛いと感じるわけです。ビニール袋は破れたら破れたままですが、人間の体の方の線維輪には治す力があるので修理が行なわれます。その修理、修復が完了するには少なくとも 3 週間位はかかります。痛いと感じるときは破れた線維輪に無理な力が加わって修理しにくくしているわけです。少し安静にして力を入れないようにすれば修復は順調に進みます。この修復作業中に無理して力を入れて労働したり、運動したりしていますとさらに内層のビニール袋がどんどん破れて穴が大きくなります。その部分から中のゼリーが外のビニール袋に飛び出してきます。この状態を MRI でみますとヘルニアが突出して出てきている姿となっています（図1-24、26頁）。この外層のビニール袋も破れますと中のゼリーは飛び出してきます。ゼリー即ち髄核が飛び出してしまうと軟らかい物が神経に触れるという状態になり、たとえ神経がこのゼリーの袋に押されていても神経麻痺が回復します。即ち椎間板の中味の髄核も線維輪が破れて出てしまうと、それまでの神経への圧迫が軽くなって神経は元の位置近くに回復します。痛かった症状もとれます。しかし何かが触っているようで気持ちが悪い、シビレる、すっきりしない

という訴えは残ります。運の良い人はその症状も軽くすみます。このような状態になるとあとは時間が経てば腰痛も下肢の痛みもシビレもなくなります。よほどひどく圧迫されていた場合だけシビレや神経マヒが残ります。

7 ヘルニアを破裂させる方法はあるのか

　破裂させる方法は3つあります。しかしいずれも高度の痛みが出たり、急に一時的なマヒが生じることもあります。1つ目はもうすぐ破裂しそうになっている（臨界状態）ヘルニアがある時に自分で重い物を力を入れて持ったり、体を動かして急激に多量の力を椎間板にかけた時又はかかった時です。強い痛みが走ります。自分でやろうと思っても痛みが出てなかなかやれるものではありません。知らない内に偶然に力がかかった時に生じます。

　2つ目は椎間板造影の時（**図1-26、28頁**）に多量の造影剤や麻酔剤を注入して椎間板の中を満杯に満たし、力まかせに注射器を押して破裂させる時です。これにはとても大きな力が必要です。また椎間板の線維輪がある程度弱っていることが必要です。若くて弾力性のある線維輪では破裂しません。風船のように広がって大きくなるだけです。検査中レントゲンの台の上で体を動かした時に力が入るのでしょうピリッと大きな痛みがきて破れることは35歳以上の人で何人も経験しています。

　3つ目は椎間板ヘルニアを後方（背側）から刺してやる方法です。この時にも椎間板ヘルニアの中にある程度の量の薬剤を入れます。針で線維輪を傷つけて尚かつ薬剤を注入します。針で穴が開き破れてヘルニアが脱出することもありますが、大きな期待はできません。しかしヘルニアの後方脱出部分に薬剤を注入することで痛みの症状が劇的にとれる人があります（ヘルニア注射、**図3-4、112頁**）。

8 何歳からヘルニアは生じるのか

　小中学生にも腰が痛いといって病院に来る人がいます。若年者ヘルニアと診断され報告されているのは13歳頃からです。成長と共にでき上がっていた椎間板がこの頃からこわれ始めるのです。しかし、よほど無理な力が椎間板に加わるか、親からの遺伝情報を経てもらった椎間板がこわれやすくなければこわれることはありません。中学生位でこわれる人は本当にまれだからです。でも高校生位になるとこわれる人が増えてきます。特に激しいスポーツをするとこわれやすくなります。体は若い時には鍛えた方が成長にはよいのですが、過激な運動を急にするのはかえって体にはよくないのです。しかし、人のできない程の激しいトレーニングをしないとプロにはなれませんし、ましてやオリンピックには出られません。ここが難しいところです。

　この若い頃の腰痛の原因には背骨の一部で椎弓といわれる部分の疲労骨折があります。これはMRIで診断します（図4-7、122頁）。骨折をそのままにしておくと腰椎分離症（図2-8、72頁）さらには腰椎分離すべり症（図2-9、74頁）といわれるものになってしまいます。注意が必要です。椎弓の疲労骨折は豊田市の吉田整形外科で世界に先がけて発見され、吉田徹先生が思春期（成長期）脊椎分離と名づけました。このお話は4章の2でしました。

9 年をとると椎間板はどうなるのか

　年をとるということは頭髪でいえば髪の毛の数が減って薄くなり、白髪が増えるということです。皮膚でいえば赤ちゃんとは大違いで色素沈着が増え、しわが多くなるということです。では椎間板はどうなるのでしょうか。簡単にいえば、椎間板線維輪がもろくなって破れ、髄核の水分がもれて椎間板の中はカサカサになります（変性する）。次いで、中

味が減ったために椎間板の高さが減少し、その分外を包むすじ（線維輪や靭帯）がはみ出してきます。それが神経の入っている脊柱管や神経の出る穴（椎間孔）を狭くします。また椎間板の機能が衰えるためにこの衰えを骨でカバーしてきます。そのために骨と骨とをつなぐすじ（靭帯）が固く骨化してきて骨のとげ（棘）が出てきます（図 1-5、6 頁、図 2-4、68 頁、図 5-2、150 頁）。最後には椎間板がなくなる程狭くなります。またずれて段違いになる（すべり症）こともあります（図 2-9、74 頁）。またこれらの椎間板の変化は、スポーツを毎日したり、よく腰を使って働いてきた人では 1 つの椎間板だけではなく多数の椎間板に種々の程度の老化状態（変性）をもたらします。MRI でその状態がよくわかります（図 1-24、26 頁）。手術の時に後方の骨のふたをとって（多椎間椎弓切除術、図 5-22、173 頁）神経の入っている脊柱管の中をよく観察してみると 1 つ 1 つの神経根周辺や椎間板にはそれぞれの長い歴史があることがよくわかります。

7　休み休み歩く歩行障害の実態（腰部脊柱管狭窄症）

　高齢者の増加と共に腰痛があったり、長く歩けない人が増加しています。長く歩けない人には⑴普段歩くことの少ない人、即ち自然の衰え。⑵股関節や膝関節、足関節の関節障害のある人（図 4-19）。⑶神経や筋肉の病気の人。⑷脊髄の上の方が悪くて（脳、頸、胸椎など）足がつっぱって歩けない人（痙性歩行）。⑸足に行く血液の流れが悪くなって（血管のつまる病気、閉塞性動脈硬化症、静脈血栓症など）足に栄養が行かなくなって歩けなくなる人。⑹足に行く神経（馬尾神経や坐骨神経）への血行が悪くなる人。これらの人は歩いては休んで立ち止まり、また歩く（間欠性跛行）という動作が続きます。それぞれの病気を理解

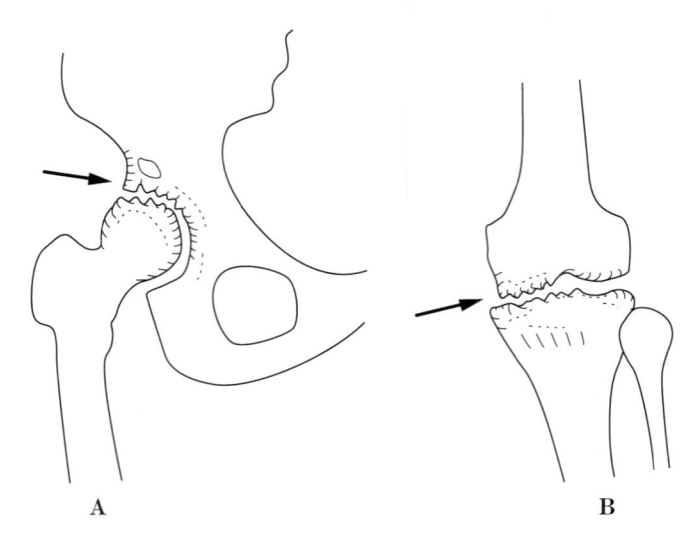

図4-19　A：変形性股関節症　B：変形性膝関節症
長年よく足を使った人では関節面に変形が生じます。関節軟骨や関節唇がすりきれて硬い骨と骨とがぶつかり合います。歩くと痛みが出ます。休み休み歩くことが多くなります。

していただくには多くの資料が必要です。探して勉強しましょう。ここでは著者の扱う(6)の腰部脊柱管狭窄症のお話をします。

　腰部脊柱管狭窄症は簡単にいえば腰の脊髄神経（馬尾）の入っている太い管がつまってしまった状態です。この原因は長いこと腰をよく使って来たためです。脊柱管は椎間板のレベルでひょうたんのようにくびれて細くなり神経が圧迫されます。そのため神経の中の栄養を送る血管が圧迫されて神経の血行障害（栄養不足）をもたらすために出る症状です。腰を曲げていれば血行がよくなり栄養が補給され、神経が活き返って、又歩けるという状態です（図2-5、69頁）。著者はこの脊柱管を背中から全部ふたを開けて（椎弓切除）800人程見ていますので以下にその観察結果をお話します。

　腰のMRIにはその人の腰の歴史が全部描き出されています。その状

態（病態）は椎弓のふたを開けると全部見ることができます（図5-22、173頁）。著者の行っている小骨鋸による腰椎椎弓切除、神経除圧、ＰＬＬＡピンによる椎弓環納形成術（図5-20〜26、172〜177頁）では全部見ることが可能です。

　脊柱管を開けた時に見える状態のお話をします。最初に椎弓の厚さがわかります。椎弓が厚くて丈夫な人、脊柱管の前後径が短い（小さい、浅い）人、こういう人の椎弓は内側を半分位削ってうすくし脊柱管を広げることができます。神経根は椎弓根の所で曲がって外に向かって出てゆきますが、この椎弓根の部分の狭い人がいます。椎弓根に向かって小骨鋸で切り込みますと切除できます。この部分はシャツでいえば袖に当る部分です。

　上の椎弓と下の椎弓をつなぐ黄色靭帯（図1-20、20頁）が他の部分よりも厚くなっている人を見ます。その原因は椎間板の高さが縮小し黄色靭帯が短縮したための肥厚と（ゴムひもが縮んで太くなるのと同じ）、その椎間板の所をよく使ったために人間の体が自然とこの靭帯を厚く丈夫にしてきた反応性のための2つです。よく使って来た場合はこの関節（椎間関節）が変形しているのでわかります。この黄色靭帯が硬く骨化している人にも時々出会います。

　次には腹側をみると椎間板ヘルニアの項目で述べた変化を見ることができます。まだ初期の椎間板ヘルニア、大きくなったヘルニア、脱出したヘルニア、長いこと突出して硬くなったヘルニアです。ヘルニアが大きくなると馬尾（硬膜）や神経根を腹側から背側に押してきます（図1-24、26頁、図5-24、Ａ、175頁）。

　また、神経根がどのように曲がっているのか、背側にどの程度押されているのかをよく観察すればヘルニアの大きさがわかります。神経根の外側の靭帯を少し焼いて切り、根を内側に寄せますと椎間板ヘルニアはもっとはっきりします。

ヘルニアが小さい時には双極凝固器（バイポーラ）で表面を焼いて固めます。この操作で椎間板は腹側に1〜2mm押されて下がります。椎間板を切除しなくても済みます。椎間板をとってしまうとその椎間はある程度不安定になりますが、この方法だと椎間が安定化します。ヘルニアが中位の時もこの方法をとれば良い場合が多いのです。ヘルニアが大きい時には神経根がひどく圧迫されて蛇行しています。この時には神経も圧迫されて扁平化し変形していますので、どこまでが靭帯でどこからが神経根かよくわからないことがあります（図4-16、133頁）。先端の鈍な粘膜剥離子で境界を探している内に見当がつくようになります。見当がついたらこの粘膜剥離子で押して、ゆるんでうすくなった靭帯を割ります。割ると中から椎間板の髄核部分が飛び出してきます。小さなパンチを突っ込んで中のヘルニアを取り出します。何度も同じ操作を繰り返している内にヘルニアが大半切除できます。

　あとは神経根がどこをどう走っているのか確かめます。神経根が確かめられたらその腹側を先の曲がった粘膜剥離子で圧迫しヘルニアを押し出します。神経根をよけてその腹側のゆるんだ靭帯をバイポーラで焼いて固めます。ていねいに焼くと周囲が硬くなり、髄核を切除した椎間が少しは安定します。また、根の周囲、硬膜外、組織や破れた靭帯の部分の痛みの神経（自由神経）終末も焼きます。こうすれば痛みも感じなくなります。古くなり椎間板高が短縮してかまぼこのように硬くなった椎間板は、神経根を真中（正中）に引くことができるようになったらパンチで削り取ります。骨のように硬くなっていれば叩きん棒で叩きます。叩くと容易にパンチで切除できるようになります。正中までは無理であれば、外側の神経根の腹側は地ならしをするように平らにできます。神経根を追って曲がった鋭匙を椎間孔の中に突っ込んでみます（図5-24、A、175頁）。この鋭匙が容易に神経根と共に椎間孔内に入れば椎間孔内の切除も十分であることを示します。椎間が短縮して椎間孔が狭くなり

十分に鋭匙が入らない場合には狭い所を切除します。通常は椎弓を小骨鋸でうすくすると共に尾側の上関節突起は鋭匙か小さいケリソンパンチで切除することによって椎間孔を広げることができます。これで脊柱管の中は90％以上除圧拡大することができます。

8　膝関節周辺の痛み

　ここでは、腰のことそのものではありませんが、腰にも関係している膝関節周辺の痛みについてお話ししたいと思います。

　よく動いて膝を使った人は膝の骨が変形しやすくなります。歩く時に膝が痛いという人が外来を訪れます。診察ではどこから痛みが出るのか分析します。腰を曲げないようにしてしゃがんだり立ったりしてみて下さい。これで痛ければ膝が悪いのでしょう。ケンケン（片脚跳び）をしてみて下さい。膝が悪い時にはこれでも膝が痛くなります。この時はまず膝のレントゲンをとります。レントゲンでは骨の変形（変形性膝関節症、図4-19、B、140頁など）をみます。片足立ち（片脚立位）で膝正面のレントゲンをとると膝が悪いかどうかがさらにはっきりします。膝が悪い時には内服薬、湿布、坐薬、膝の装具、足底の装具が処方されます。さらに痛みがあれば関節の中へ局所麻酔剤、副腎皮質ホルモン剤、ヒアルロン酸製剤の注射が行われます。膝の悪い人には体重の重い人が多いので肥満の人は体重を減らして下さい。大雑把には身長－100（kg）位の体重が良いでしょう（図4-20）。また膝の悪い人では足の筋肉の力が減少しています。腰掛けて膝をのばす訓練を毎日しましょう。

　膝が悪くない時には股関節を疑います。股関節の診察後、必要なら両股関節のレントゲンをとって調べます。腰のヘルニアが原因で膝が痛くなる時もあります。腰をのばして痛みが出たり、膝の関節を伸ばす力が

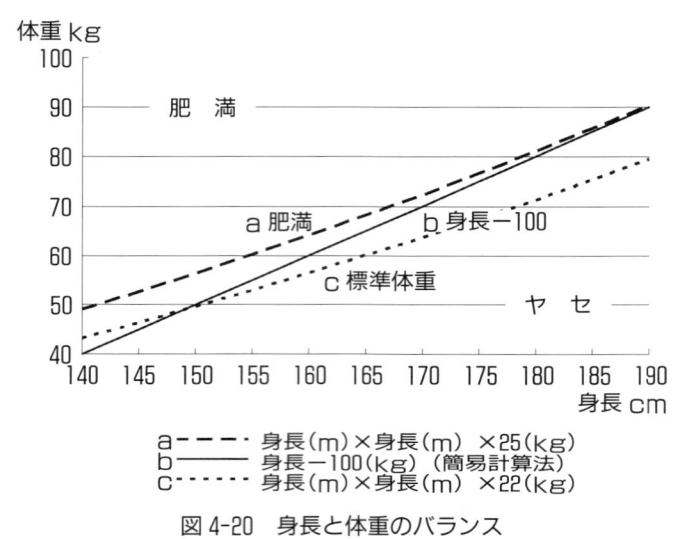

図4-20 身長と体重のバランス
理想体重を簡単に出すのには身長−100です。これより体重が多い人は要注意です。また身長−110以下の人はヤセていると考えた方がよいでしょう。

a - - - - 身長(m)×身長(m)×25(kg)
b ——— 身長−100(kg)（簡易計算法）
c ······· 身長(m)×身長(m)×22(kg)

大変弱っている時（膝伸展筋力低下）にはヘルニアが疑われます。腰のMRI（図1-24、26頁）でヘルニアをチェックする必要があります。

9　腰ヘルニアの手術の考え方

　手術をする場合はどんな時か聞かれることも多いですし、手術をした方が良いといわれたがどうしたらよいか悩まれる方は多いと思います。ここではどんな時に手術をしたら良いか考えてみます。
　手術となる場合は本人が腰痛、下肢痛で困っている時です。手術で原因を取り除いてもらわないと働けない、旅行に行けない、買物にも行けない等、日常生活が大変不自由な場合です。ただし命には別条がないので手術をするかどうかは本人が自分で決めるのがよいでしょう。医師側

が手術を勧める時は、ヘルニアのために既に神経麻痺がある時、神経にとって邪魔な大きなヘルニアがあり、症状が繰り返して、何度も休養しなければならない時です。また、保存的治療（薬、湿布、理学療法など）では治しにくい時、例えば神経根の出口をヘルニアがふさいでいるような時です。

1　若年者の場合

　10代の若い人のヘルニアは大変弾力性があります。硬膜外注射（図1-25、27頁）。椎間板内注射（図1-26、28頁）、神経根注射（図1-27、28頁）等、いろいろ治療してもなかなか痛みのとれない場合があります。ヘルニアが小さければ経皮的髄核摘出術（図1-34、33頁）を行う方法が良いと思います。この方法は皮膚の上から太い針を刺してヘルニアの出た椎間板の中味をとってヘルニアを押し出す力を弱める方法です。経皮的髄核摘出術には手を使ってパンチでとる、電動器具を使って削る、レーザーを使って焼くという方法があります。スポーツ選手ではこれらの方法を行えば選手としての復帰も早まります。最近では内視鏡下でヘルニアを切除する方法もあります。1週間で現場にもどることも可能であるといわれています。

2　中高年者の場合

　若年者と違って中高年者になると椎間板にはみずみずしさがなくなってあちこちの椎間板が変性します。一部の椎間板線維輪（図5-3、151頁）が破れて、中の椎間板髄核が飛び出してきます（椎間板ヘルニア、図1-24、26頁）。腰痛や下肢痛の原因を探る時には疑わしい部位に麻酔をかけて痛みがとれるかどうかを検討します。また、治療薬を注入し、同時に治療をします（椎間板内造影注射、図1-26、28頁、神経根ブロック注射、図1-27、28頁、椎間関節注射、図1-31、31頁）。以上の保存的治療

で治らない時には手術になります。痛みや麻痺の原因部位がはっきりしたらそこを中心に原因物を切除する治療をします。少しあやしい部位があればさらに他の部位の追加手術をします。

❸ 高齢者の場合（70歳以上では）

高齢になると肌にシワが増えるように、脊髄のまわりもシワだらけに

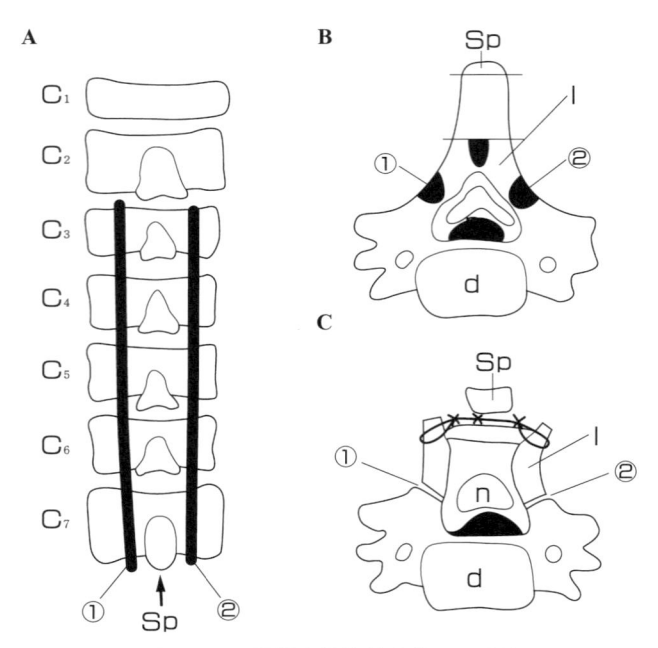

図 4-21 頸部脊柱管拡大椎弓形成術

A：頸椎を後方（背中）からみた図です。1〜7までの頸椎の内3〜7を①の黒い直線のように縦に溝状に削ります。削るのは歯医者の使うドリルと同じようなものです。

B：Aの頸椎をお尻（尾）側からみた図です。①の削る部分は1mm位骨（皮質骨）を残します。②は横に棘突起を切断します。真中（正中）はドリルで割って離します。

C：椎弓を両開き戸のように両側に開きます。閉じないように骨をつっかい棒にして糸で固定します。この骨は第7頸椎の長い棘突起から長さ18mmで切り出したものです。これで脊柱管は広がり、中の脊髄は十分に解放されます。

なります。これは椎間板が大根でいうと"す"が入ったように水分を失い、しわしわ（短縮）になるからです。これを椎間板の変性といいます。この椎間板の変性が各椎間で高度になると脊柱管内の靭帯がゆるんでシワとなります。一部は椎間板ヘルニアとなって後方に飛び出し、脊髄神経の入っている脊柱管（図1-3、3頁）を狭くします（脊柱管狭窄症）。ヘルニアが大きく飛び出すと強い痛みが腰・足に出ます。首（頸椎）では手足のシビレや歩行障害となって症状が出ます。保存療法で治らなければ手術が必要です。多椎間の悪い所をすべて切除し、神経が解放されるように手術をすると症状がよく改善します。頸部脊柱管拡大椎弓形成術（図4-21）、腰部椎弓切除、脊柱管内除圧、椎弓形成術（図5-20～26、172～177頁）です。

第5章
背骨のしくみ・診断・手術の話

1 背骨（脊柱）のしくみ

　人間の体を支える背骨(せぼね)（脊柱）は、通常、くびすなわち頸椎（図1-13、13頁参照）が7コ、胸すなわち胸椎（図5-1）が12コ、腰椎（図5-2）が5コあります。これらの骨が連結されて脊柱を作っています。

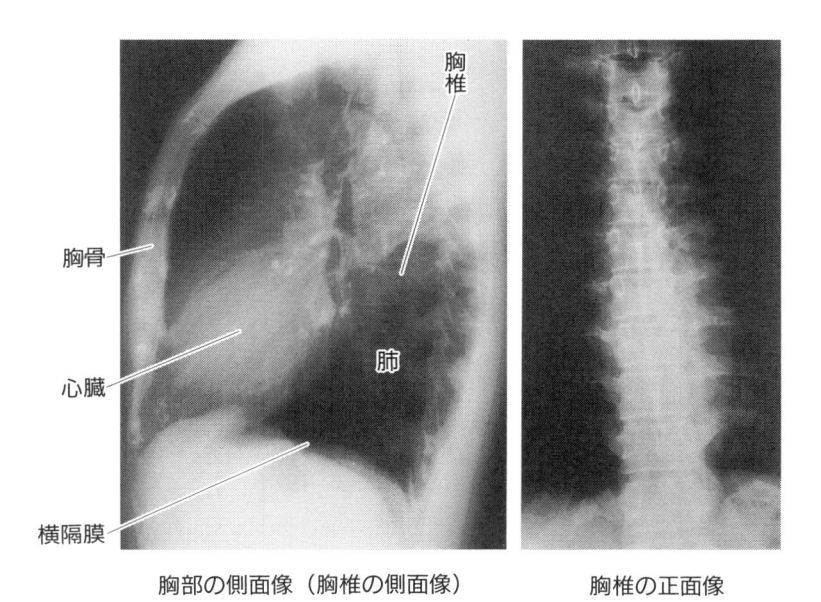

胸部の側面像（胸椎の側面像）　　　胸椎の正面像

図5-1　胸椎の側面像と正面像

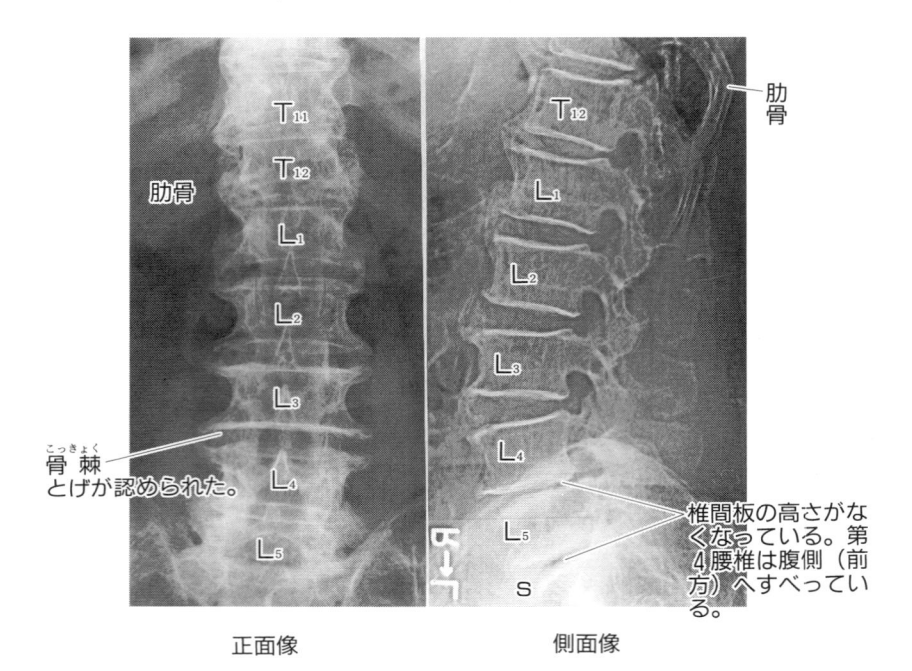

図5-2 X線腰椎（腰骨）単純像

（正面像 / 側面像）

- 肋骨
- 骨棘（こっきょく）とげが認められた。
- 椎間板の高さがなくなっている。第4腰椎は腹側（前方）へすべっている。

　この骨棘（とげ）ができるのは背骨を長年よく使ってきたからです。変形していますので変形性脊椎症といいます。中年以後に身長が短縮するのは椎間板の高さが減少するからです。腰を曲げたり伸ばしたりすると、L_4〜$_5$、L_3〜$_4$、L_5〜Sの椎間板がよく働き使用されます。よく使う椎間板は疲労し、もとにもどらなくなり（変性）ます。即ちすりへってくるのです。すりへってきて椎間板の高さが減少します。椎間板が変性すると動きが大きくなり腰が不安定になります。これを補うかのように変性が高度になると骨棘が出てきます（変形性脊椎症）。

　この脊柱を構成している個々の骨を椎骨といいます。椎骨と椎骨との間にある円板状の軟骨組織を椎間板といいます（図5-3）。椎骨の後方には椎骨を上下に連結する関節、すなわち椎間関節があります。椎間板は上の椎体と下の椎体とを前方で連結しています。椎間板は中味が柔らかい髄核ででき、周囲はすじの束（たば）、即ち線維輪でおおわれています。側弯症の手術では、切り取った若い女性の椎間板の中味の髄核を手で触れることができます。髄核はドロドロとしています。椎間板ヘルニアという

1　背骨（脊柱）のしくみ　　　151

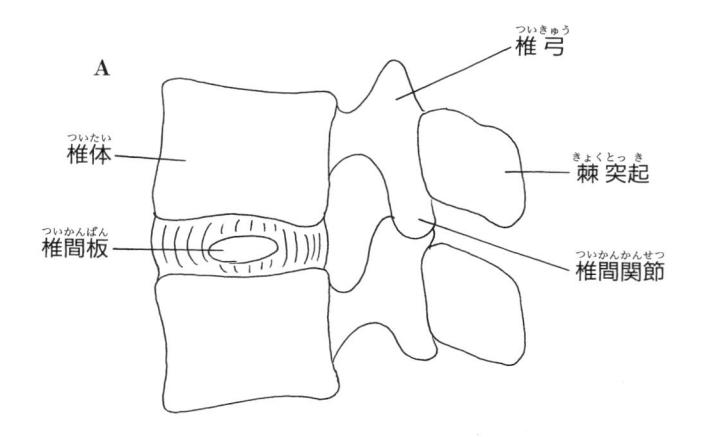

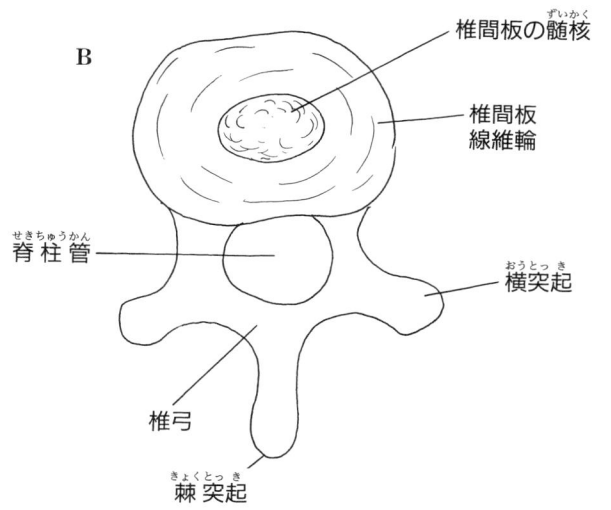

図5-3　椎体と椎間板
A：横から見た図（側面像）
B：頭上から見た像

のは、線維輪を破って椎間板の中味が飛び出した状態をいいます。あたかも地球で火山が噴火してマグマが地表に現れたのと似ています。

　脊柱は前方の椎間板と後方の椎間関節とで動きます。一つ一つの椎骨の間には大きな動きはありませんが、頸から腰椎まで数が多いので体を前に曲げたり後ろへ曲げたりすることができるのです。胸椎には肺や心臓を保護するために肋骨があります。この肋骨がありますので、胸椎の

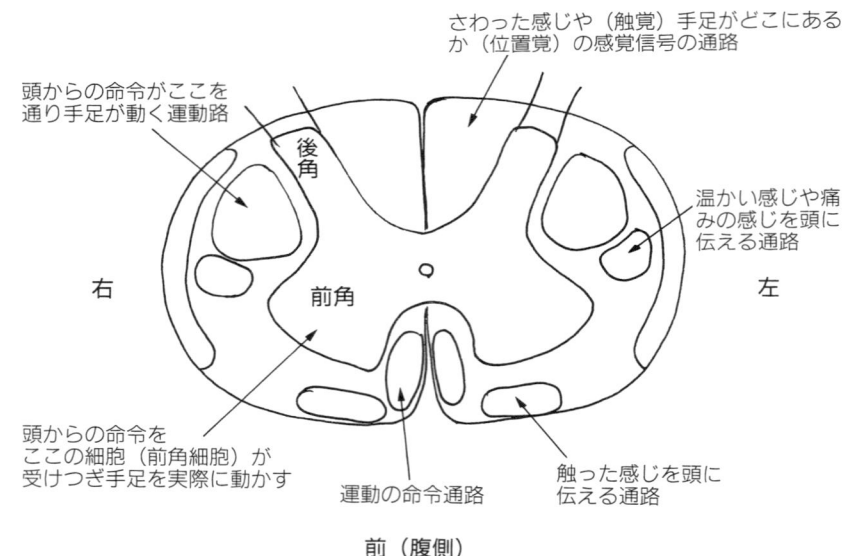

図5-4　脊髄神経を横断した模式図

　脊髄は人指し指から小指位の太さです。この中にぎっしり神経回路が入っています。ここが破壊されると手足が動かなくなります。また尿、便の出も悪くなります。完全に破壊されると手足が全然動かなくなりますが、一部分が破壊されるとその破壊された部分の神経回路がこわれます。したがって破壊された部分がどこであるのかによって神経麻痺がいろいろと違ってきます。例えば背側の位置覚の回路が破壊されますと、目を開けて見ていれば何も不自由なく手足を動かせますが、目を閉じると、手や足が自分でどこにあるのかわからなくなり、動作が困難になります。字を書くこともできなくなります。

動きは制限されています。頸椎が動く時によく使用されるのは、第5〜6頸椎の椎間板です。従ってこの部位が一番先に老化・変性します。老化・変性をするということは、椎間板がこわれたり、ヘルニアが飛び出したり、骨のとげ（骨棘(こっきょく)）が大きくなったり、椎間板の高さが小さくなったりするということです。また隣の第4〜5椎間板、第6〜7椎間板が次によく老化・変性します。

　腰椎では第4〜5の椎間板が動く時によく使用され、老化・変性します。次いで老化・変性しやすいのは第5腰椎〜第1仙椎間の椎間板です。腰痛の人では約80%位の人がこの2つの椎間に痛みの原因があります。老化・変性して椎間がこわれてくるからです。

　脊椎の中には脊髄（神経）があります。脊髄を横に切ってみた図が図5-4です。脊髄の後方部分は後索と呼ばれ、触れた感覚、振動感覚、2点を判別する感覚の通路があるといわれています。横は側索と呼ばれ、温かさや痛みの感覚を頭に伝える通路があるとされています。その内側は運動神経の通る路です。頭からの命令が通り、前角にある大きな運動神経細胞の前角細胞に命令を伝えます。前方部分には、運動の命令回路や触った感覚を頭に伝える回路が通っています。

　これらの神経路は電気回路のように決まったところへつながっていますので、障害されるとその電気回路が切れて電気がつかなくなったように神経麻痺がおこります。

2　診断につかわれる画像からわかること

　医師は、患者さんの悩みや訴えを聞いてどこが悪いのかをよく診察して調べます。約10年位同じことをしているその道のベテランの医師であれば、患者さんのお話をよく聞くだけで約90%病気を診断すること

ができるといわれています。10年も同じことをしていれば、どんな職業でもベテランの専門家になります。必要なことを聞くだけでおおよその内容を理解でき、悪い部分を的確に指摘できます。これが大切です。

次には診察です。患者さんの訴えから考えた病気を確かめるために、体を見て（視診）、聞いて（聴診）、触って（触診）、叩いて（打診）、強制ストレスをかけて、よく調べます。動かしたり、ねじったりもしてみます。この診察は、生きて時々刻々と変化する人間の体から情報を得るという難しい作業で、トレーニングが必要です。

診察の次には、ここまでの調査で得られたことから考えた病気が正しいのかどうか最後のつめをする画像診断です。肩こり、腰痛、手足のシビレに関する病気では、どこの病院でも古くから設備があり、簡単に短時間でとれるということから、単純レントゲン写真がとられます。頸椎の単純撮影（図1-13、13頁）、胸椎（図5-1、149頁）、胸椎から腰椎にかけて（図5-5）、腰椎（図1-54、52頁）等です。内容はそれぞれの図に書いてあります。

最近では画像をコンピューターで数値化する技術が進んでいます。レントゲン写真も数値化（デジタル化）されて、濃淡、拡大、縮小が自由に行えるようになってきました。従って、写真の失敗が少なくなり、見たい所の条件を変えて見ることもでき、診断がより容易に行えるようになってきています。

単純レントゲン写真で診断が十分でない場合には、縦のスライス、すなわち断層写真（図5-6）をとってみます。厚みがあったり立体構造が複雑な場合には、大変役に立ちます。

この断層写真像は、縦のスライスだけではなく、横のスライスもコンピューターが生まれてから可能になりました。いわゆるCT（図5-7）といわれています。縦の断層よりもCTの横のスライスの方が画像としては鮮明に描出できます。またCTは発達し、今では縦方向のスラ

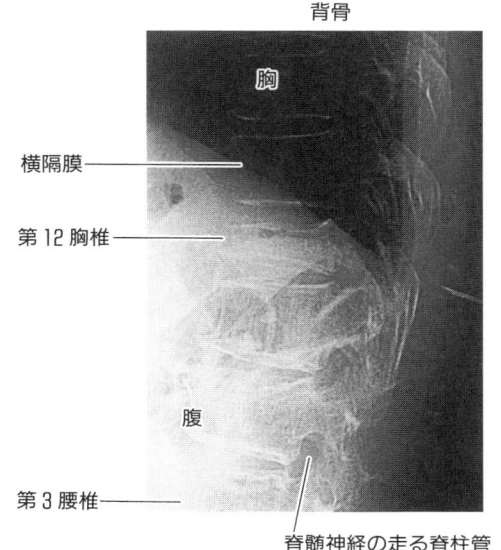

2　診断につかわれる画像からわかること　　　155

背骨
胸
横隔膜
第12胸椎
腹
第3腰椎
脊髄神経の走る脊柱管

図5-5　単純のレントゲン写真。胸椎から腰椎にかけての図
　この写真では第12胸椎は骨折です。骨（椎体）の高さが低くなっています。椎体の後方は短くなり破裂骨折です。骨折の状態をもう少し詳しく調べたい時には体をスライスにする断層写真（縦のスライス）とCT（横のスライス、コンピューターの助けによる断層写真）をとります。これによって骨の中がどうなっているかを切り出して観察するのです。断層写真は画像が不鮮明なのでCTがよくとられます。

イスも構成可能となり、三次元の立体像もでき、これを回転させてみる画像処理も可能となりました。従って、縦のスライスの断層は撮影される機会がなくなっています。

　昭和60年（1985年）代に入ってから、MRI（磁気共鳴画像）が撮影されるようになりました。MRIは、レントゲン線の透過性の大小で像を描出するレントゲン写真とは全く違って、水素（H）の原子核を描出します。磁場の中で、人の体の中の水素原子を磁場を変えることによってゆすって動かして撮像をするものです。従って水素原子の多く含まれる軟部組織の情報が得られるようになったのです（図5-8）。この画像

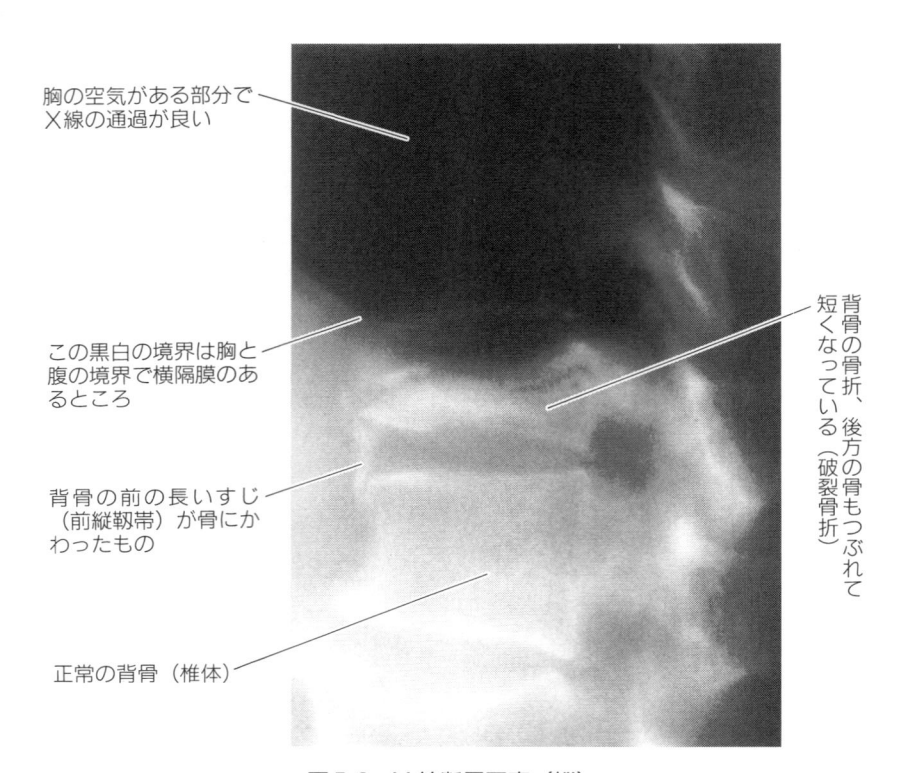

第5章 背骨のしくみ・診断・手術の話

胸の空気がある部分で
X線の通過が良い

この黒白の境界は胸と
腹の境界で横隔膜のあ
るところ

背骨の前の長いすじ
（前縦靭帯）が骨にか
わったもの

正常の背骨（椎体）

背骨の骨折、後方の骨もつぶれて短くなっている（破裂骨折）

図5-6　X線断層写真（縦）
　体の縦のスライス像です。3～5mmの薄切にすることによって骨の状態がよくわかるようになります。

は今までとは全く違い、医師も最初は今までにないものがうつっているのでびっくりしました。骨で見えなかった中味が透過したようにはっきりとわかるのですから驚きました。肩こり、腰痛、手足のシビレの原因である脊椎の病気は、このMRIができてから格段と診断が進歩しました。骨の中にあって、レントゲンの時代には苦労して診断した長い脊髄が手にとるように見えるようになりました。

　脊髄の腫瘍（**図1-37、38頁、図5-9**）、脊椎椎間板の炎症をはじめ、頸椎椎間板ヘルニア（**図1-14、14頁**）、腰椎椎間板ヘルニア（**図1-24、**

2　診断につかわれる画像からわかること　　　157

骨折によって粉砕した椎体（背骨）

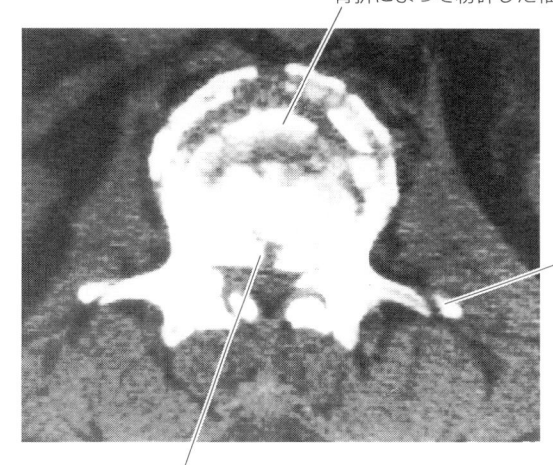

横突起の骨折

椎体の後方要素の骨折（破裂骨折）がみられます。後方の脊柱管の中にある脊髄神経は高度に圧迫を受け両下肢の麻痺がみられました。図1-38、38頁も参考にして下さい。

図5-7　X線第12胸椎のCT（横断層像）

この白い像は脊髄を保護する水（髄液）

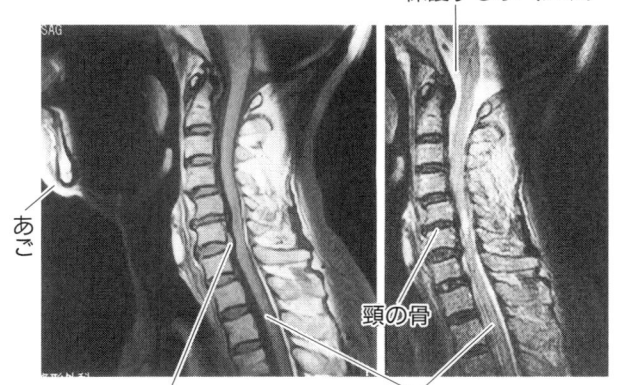

あご

頸の骨

椎間板ヘルニア　　　脊髄

図5-8　頸椎MRI像

　頸椎部のMRIです。第6、7頸椎椎間板は脱出（ヘルニア）し脊髄を圧迫しています。MRIではレントゲンではわからない軟部組織の情報が多数得られます。できもの（腫瘍）、はれもの、細菌、感染（炎症）出血、はれ（腫脹）などがわかります。X線だけではなくMRIが必要です。

26頁)、脊椎腫瘍(図1-52、51頁)、脊髄空洞症(図1-40、39頁)、脊髄髄内血腫、脊椎の靱帯骨化症(図1-39、39頁)、脊椎の骨折(図2-20、87頁)等、ありとあらゆるものが描出されます。歴史的な知識の蓄えと共に、レントゲン写真よりも情報量が多いことがわかりました。従って最近では、MRIがレントゲンよりも先に撮像されることも多くなってきました。MRIをとって、診断に必要であればレントゲン写真を撮影するという時代になると思われます。レントゲン写真は放射線を浴びますから、MRIの後が良いと思われます。

　MRIは撮像条件によってどんどん画像が変化するという特長があり、手術をするとなると多少心配なこともあります。従って手術をする前にはMRIでの診断だけでなく、脊髄造影(図5-10)で再確認をするという作業がまだ行われています。腫瘍の大きさ、脊髄への圧迫の程度など量的な物の正しい把握には脊髄造影や脊髄造影後のCT(図5-11)が有用です。

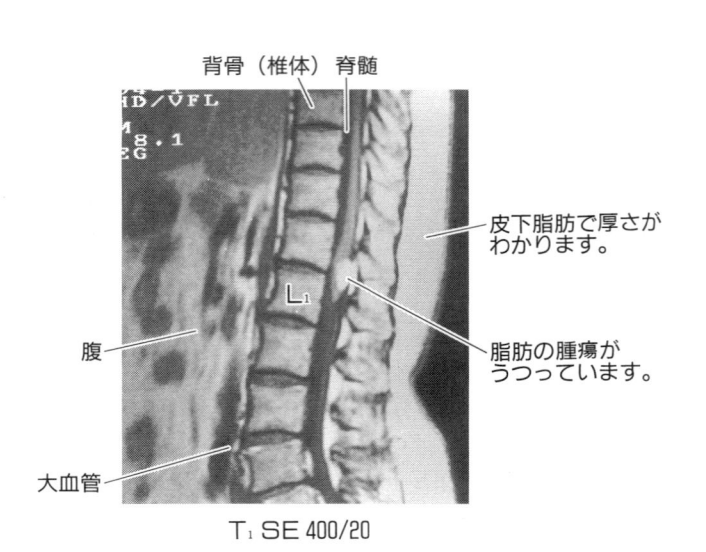

図5-9　胸椎から腰椎部にかけてのMRI

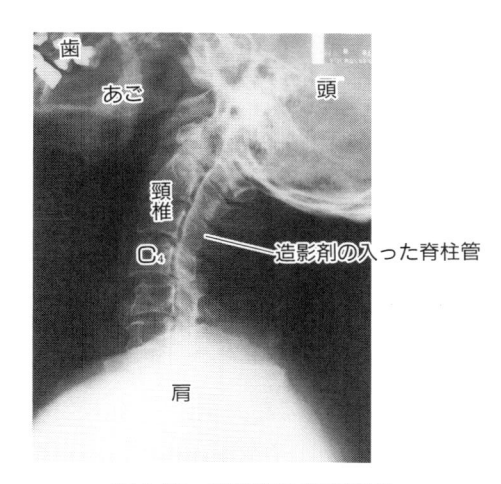

図 5-10　頸椎部の脊髄造影

　第4頸椎（C₄）は前方に移動（すべり）していて脊柱管が狭くなっています。MRIの方がよくわかるかも知れませんが、MRIは電気信号でいくらでも人工的に変えることができますので、手術を必要とする人にはこの脊髄造影術（ミエログラフィー）が必要です。

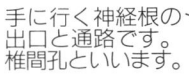

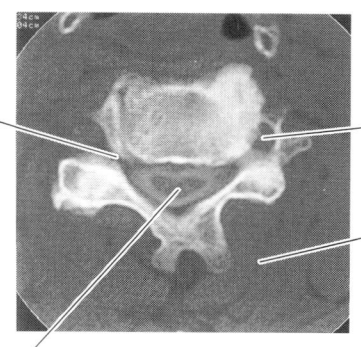

　黒い所が脊髄神経、白い輪が水（神経を保護している脊髄液）にとけた造影剤です。この造影剤の入りが悪い、すなわち、保護している水が入りにくくなると神経が圧迫されて神経麻痺が生じます。頸椎部では良い方法がありませんので神経の入っている所を広げる手術が必要です。

図 5-11　脊髄造影後の頸椎 CT

椎間板造影（図1-41、41頁）は、MRIの出現と共に診断的な必要性が少なくなり、昔ほど行われませんが、椎間板経由でホルモン剤等の薬剤を注入する必要のある時に主として行われます。時には椎間板レベルよりヘルニアが遠方にあるために、本当に椎間板から出たのかどうかの確認のために椎間板造影が行われることもあります。

神経根造影ブロック療法（図1-27、28頁）は、診断のための造影自体が目的の場合もありますが、これも神経根に麻酔剤を入れて疼痛の原因になっている神経かどうかを確認することが主な目的で行います。神経根を造影して神経根の描出状態を確認し、麻酔剤を入れて疼痛の原因

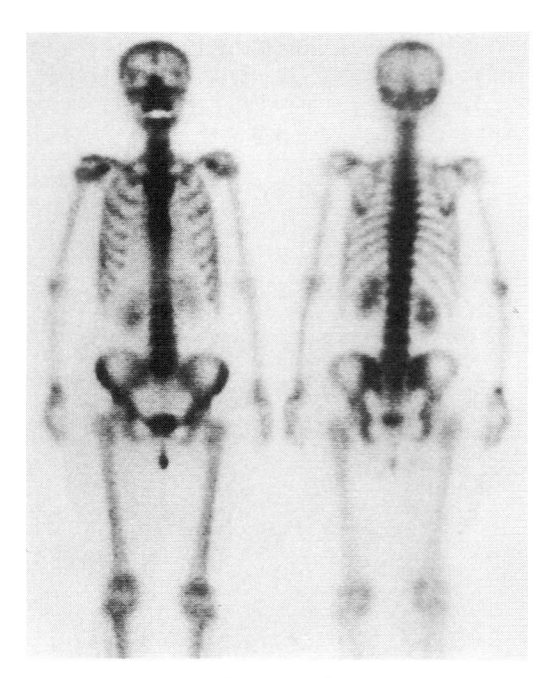

図5-12　骨シンチグラフィー
　医用アイソトープ（同位元素 ^{99m}Tc）を注射してから、写真左は前方から、右は後方から撮影したものです。骨の中の物質の出入のある（代謝）ところにとり込まれて黒く描出されます。この図には異常がみられませんが特に黒く描かれるところが病巣です。

根であるかどうかを調べ、治療目的のために続いてステロイド（副腎皮質ホルモン剤）を注入します。診断と治療を兼ね備えています。

　脊柱の腫瘍が発見された場合、そこだけの腫瘍なのか、他にもあるのか、また何か体の他の部位の癌がとんできた（転移）ものなのかを知る必要があります。手っ取り早く知る方法に骨シンチグラフィーという方法があります（図5-12）。医療用の半減期の大変短い放射性同位元素 ^{99m}Tc を静脈内に注射して行います。この方法は全身の骨のどこの部分に病気があるのかを診断するために行います。主として骨の癌や転移した癌の発見に使用されます。

3　手術の方法

　背骨の手術の方法には頸から腰までいろいろのものがあります。原則として背骨の前の方に病気の原因があるものは前方から手術をします。後ろの方に病気の原因があるものは後方から手術をします。

1 環軸椎整復固定術（図5-13）

　リウマチの人では病気が長くなると環椎が前の方にずれて亜脱臼位になることがあります。環椎をワイヤーでしっかりと後方へ引いて整復し、別のワイヤーかねじ釘（スクリュー）にて整復位で固定します。骨盤よりの骨移植が必要になります。リウマチの他にも交通外傷で軸椎の歯突起の骨折があったり、生まれつきの人で歯突起の仮関節のために環軸椎が亜脱臼位になった人に手術が行われます。

2 頸椎前方除圧固定術（図1-42、42頁）

　頸椎椎間板ヘルニアや変形性頸椎症による神経障害の人、また頸椎の

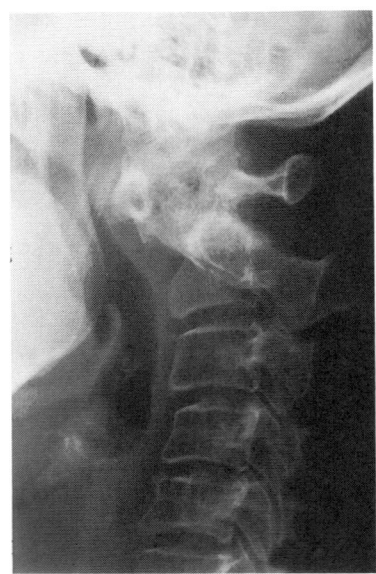

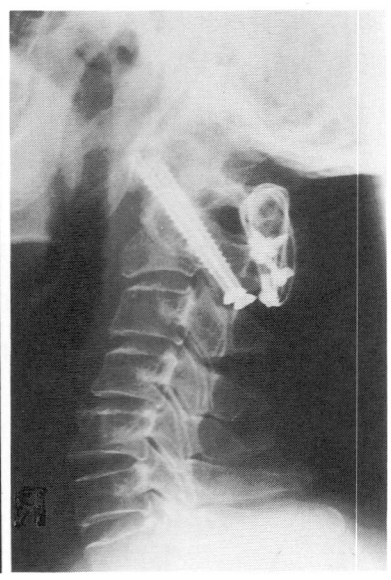

図 5-13 環軸椎整復固定術
左図：環椎の前方亜脱臼、右図：環軸整復固定術
左図は一番頭に近い環椎が前にずれています。このために脊髄神経が環椎と二番目の軸椎によって圧迫されます。圧迫されると手足の麻痺となります。またこの状態では交通事故に会った場合には、特にむち打ちの場合には、この部分が大きく動くために神経が傷害されます。呼吸を命令する神経がある所ですので呼吸ができなくなり死んでしまうこともあります。
右図は、左図の手術後です。環椎と軸椎の位置関係をもとにもどしてワイヤーとねじくぎ（螺子）にて固定し、骨盤から骨をとり、植えました。建築でいう鉄筋とコンクリート（骨）で固めるわけです。

靭帯骨化症による頸髄の神経障害のある人、また脊髄の腹側に脊髄腫瘍のある人や頸椎の腫瘍の人に行われます。

❸ 頸椎脊柱管拡大術（形成術）（図1-43、43頁）

後方から頸椎の椎弓を削って開き、脊髄の入っている脊柱管を大きくして神経の圧迫を除こうとするものです。通常は第3頸椎から第7頸椎までの5椎弓が行われます。病気で脊髄が高度に圧迫されていたり、圧

3　手術の方法　　163

迫されている部位が長く多くの椎間に狭窄のある例に行います。即ち高齢者の頸部後縦靱帯骨化症や、頸椎椎間板ヘルニアを合併している人に行います。

4　頸椎椎弓切除術（図1-44、44頁）

頸部脊柱管拡大術が生み出される前にはこの方法が行われました。椎弓を切除して頸の後方の筋肉を縫合する手術です。最近では大変少なくなりました。脊柱管形成術がうまくゆかない場合にこの方法が採用されることがある位です。

5　腰椎椎間板ヘルニア摘出術（Love法）（図5-14）

後方からノミや骨を削る器具（ケリソン）や小さいドリルで椎弓に穴をあけて神経をよけ、突出したり脱出した椎間板を取り出そうとする手術です。腰痛の原因となる腰椎椎間板ヘルニアではよく行われる手術方法です。最近では顕微鏡や内視鏡で行なわれ皮膚切開が小さくなっています。

6　経皮的椎間板（髄核）摘出術（図1-34、33頁）

皮膚は切っても長くて1cm位で、ここより鉛筆くらいの太い針を椎間板に刺入し髄核を摘出する方法です。鉗子で髄核を切除する方法、自動的に回転したり上下に動くカッターで髄核を切除する方法、レーザー光線で髄核を焼く方法等があります。立位では上下から椎間板に圧が加わります。この加わった圧が椎間板内の髄核を押し、この押す力がさらにヘルニアを後方へ押し出して神経を圧迫します。この方法では髄核の中央を切除して、ヘルニアへの力の伝達を少なくし、ヘルニアが神経を圧迫しないようにするものです。髄核がドロドロした若い人のヘルニアには有効です。

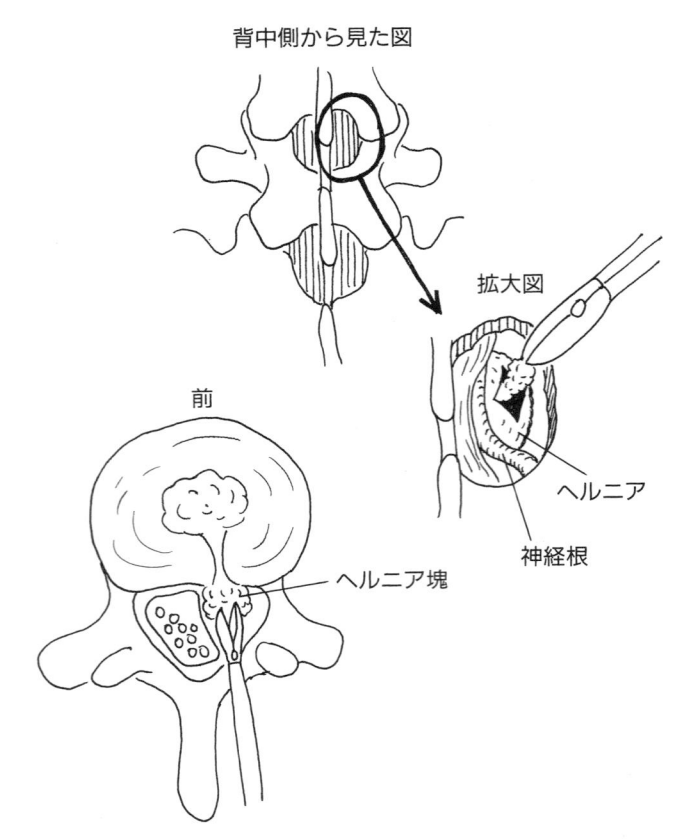

図 5-14　腰椎椎間板ヘルニアの手術（Love 法）
脱出した椎間板ヘルニアを神経根をよけて鉗子でつまみ出す手術です。

7　腰椎椎弓切除術（図 1-44、44 頁）

　昔からの方法で、椎弓を切除し神経への圧迫を取り除く（除圧）方法です。椎弓を横に広く切除すれば神経を十分に観察でき、除圧が有効に行える利点があります。しかし椎弓を切除したままでは筋肉からの肉芽組織が入り込み、硬膜と癒着が生じます。また、10 年以上すると再び肉芽が厚く固くなり、脊柱管を狭窄することがあります。

8 腰椎椎弓形成術（すげ笠法）（図1-58、54頁）

はじめに腰椎の椎弓を一塊に切除します。切除後に脊柱管の中を十分除圧し、神経への圧迫を取り除きます。それがすんだら切除した椎弓をもとの位置にもどす方法です。切除した椎弓を腹側より縦に骨のノコギリで切割して、頭にかぶる日本のすげ笠のように残った椎弓にかぶせるようにして椎弓を形成する手術です。

9 腰椎椎弓切除、椎弓還納術（図1-44, 45、44, 45頁）

腰椎の椎弓を一塊にして切除した後に脊柱管の中を十分に除圧し、神経への圧迫を取り除きます。それがすんだら切除した椎弓をそのままそっくりもとの位置にもどす方法です。この方法では神経が保護できます。また背骨の後方部分を残しますので、背骨が前に曲がるのを防ぐことができます。ただし骨がくっつく（癒合）までには4カ月位の時間がかかります。後方からのほとんどすべての手術に応用可能です。背骨を結ぶ関節も固定することができ、大きな金属で固定する必要がなくなります。ただし、PLLAピンという吸収される乳酸ピンを使う必要があります。

10 腰椎後側方固定術（PLF）（図1-56、53頁）

腰椎の椎間関節の外側や横突起に骨を移植して腰椎を動かないように固定しようという手術方法です。少し固定力が弱いのが欠点ですが、安全な方法です。ただし手術による出血量は増加します。

11 腰椎後方からの前方除圧・椎体間固定術（PLIF）（図1-57、53頁）

腰椎の椎弓を切除後、側方の椎間関節も半分位切除します。神経をよけて前方の椎間板を切除し、骨盤から採取した骨を入れて上の椎体と下

の椎体とをくっつけてしまおうという手術です。少し大きな手術になります。神経をよけて引っぱって、そのすきまから骨を入れようとしますので、神経麻痺の危険が少し伴います。しかし慣れた人がやれば安全です。最近では、手術後はやくから動いても良いように背骨を金属で固定することが多くなりました。入れた金属や材料を将来とも抜かない医師がいますので、手術後には金属を抜くのかどうか聞いてみて下さい。

12　腰椎前方固定術（図 1-55、52 頁）

　腹壁を切って腹の内臓を包む腹膜をていねいにはがし、腹膜の外から侵入し脊椎の前の方に到達する手術方法です。前方の椎体に到達したらていねいに周囲をはがし骨を露出します。血管を出血しないように結んで切断します。病気の部分や椎間板を切ってとり、骨盤から骨を移植して椎体間固定術とする方法です。腰椎の破裂骨折、腰椎カリエス、腰椎腫瘍などで選択されます。

13　脊椎インスツルメンテーション手術（図 2-22、88 頁、図 5-15、16、18）

　最近世界的に1週間単位の短期入院ですぐに退院するアメリカ式の医療の影響を受けて、背骨の手術にも図のような脊椎インスツルメント（金具）を使うことが多くなりました。脊椎インスツルメントは不安定になった背骨をしっかりさせる必要がある場合や、背骨をのばす側弯症の手術の場合には必要です。しかしあまり必要でない金具は、普通の手術では体の中に入れない方が良いでしょう。

　金具を入れる必要があると手術の前に医師からいわれた場合、金具の必要性や、金具を入れないときにはどうなるのかをよく聞いて下さい。骨がくっつくのを待つための金具でしたら、金具がなくてもギブスを1カ月も巻けば骨はつきます。

14　椎弓根スクリュー（図 5-16、5-18）

　脊椎の椎弓が椎体に連なる所を椎弓根といいます。この椎弓根にはスクリューを挿入することができます。椎弓根スクリューは脊椎に金具を入れる時の足場として使うことができます。

15　脊柱側弯症の手術（図 5-15）

　曲がった背骨をできるだけまっすぐにしようとするのが脊柱側弯症の手術です。金属棒・フック・スクリュー・ワイヤーを使っていろいろ努力をします。脊椎の後方からの手術が多いのですが、前方から椎体にスクリューを入れてまっすぐにする方法もあります。

16　椎体生検（図 5-19）

　脊椎の病気が何であるのかはっきりしない場合があります。炎症かカリエスか、又は腫瘍か、体の他からとんできた（転移）癌かはっきりしない場合があります。こんな場合に後側方から椎体に向かって少し太い針を刺し、組織を採取する方法です。採取した組織は顕微鏡でよく調べます。手術や化学療法（抗ガン剤など）や放射線（コバルト）療法が必要かどうかの参考にします。

17　鏡視下脊椎手術（図 5-17）

　最近、腹部外科も胸部外科も内視鏡下の手術といって、小さな皮膚切開の後、カメラや鉗子等の手術器具を腹や胸につっこんで行う手術がさかんになってきました。脊椎外科でも前方からの手術では腹や胸の外科の手術操作をして脊椎手術を内視鏡下に行うことができます。今後ますますさかんになりそうです。胸椎椎間板ヘルニア、胸椎カリエスや椎体の生検、腰椎椎間板ヘルニア等、この方法を行う手術が広がっています。

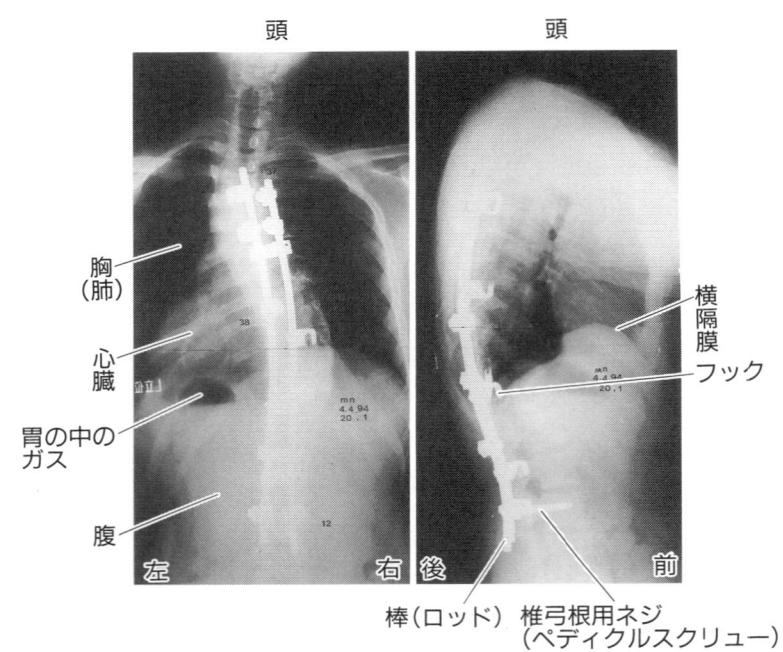

168　第5章　背骨のしくみ・診断・手術の話

図5-15　脊柱側弯症の手術
　左の正面像では背骨（脊柱）が右に曲がっています（側弯症）。金具によって上下に伸ばし背骨を伸ばしたところです。右の図は体を横から見た像です。金具の状態もよく見られます。現時点では曲がった背骨は金具を入れないと曲がりの角度を改善できません。

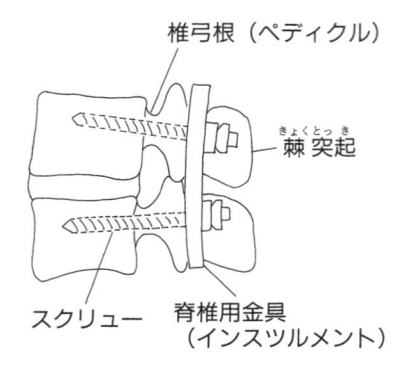

図5-16　椎弓根スクリュー（ペディクルスクリュー）
　脊椎をしっかり固定する時に使われます。

3　手術の方法　　　　　　　　　　　　　　　169

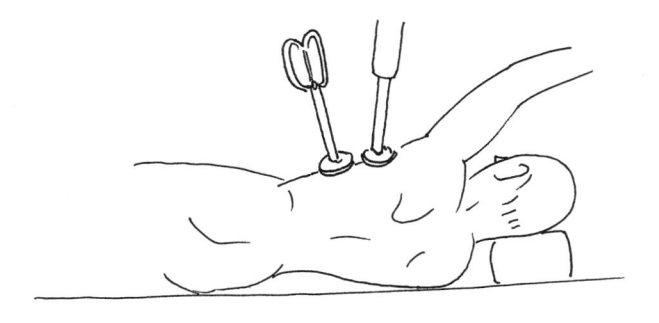

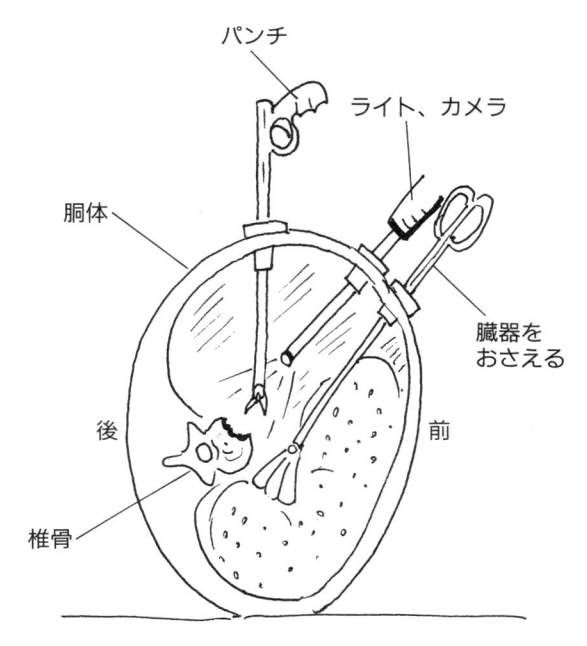

図 5-17　鏡視下脊椎手術
　開胸や開腹をすることなく、皮膚の上から直接手術器具を挿入し、カメラのもとで脊椎の手術をする新しい方法です。皮膚を大きく切開しないのでからだに負担が少ないのが利点ですが、まだ対象となる病気が限られています。後方から腰椎椎間板ヘルニアを摘出する手術ではこの方法が主体となってきました。

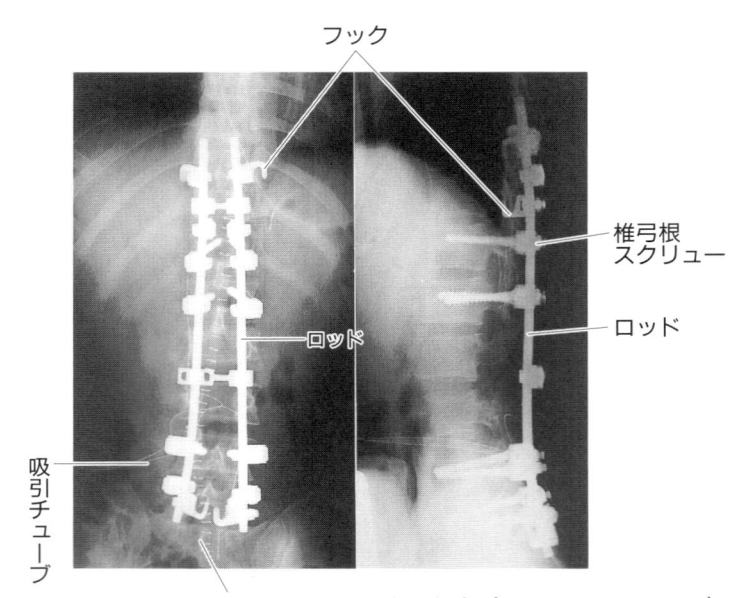

図 5-18　胸腰椎部の脊椎用金具を設置した図

骨腫瘍があり、脊椎の除圧・破壊をしたためこの大きな金具による脊柱の補強術が必要でした。手術直後のX線で皮膚縫合の針金や手術後出血物の吸引のためのドレーンなどがみられます。

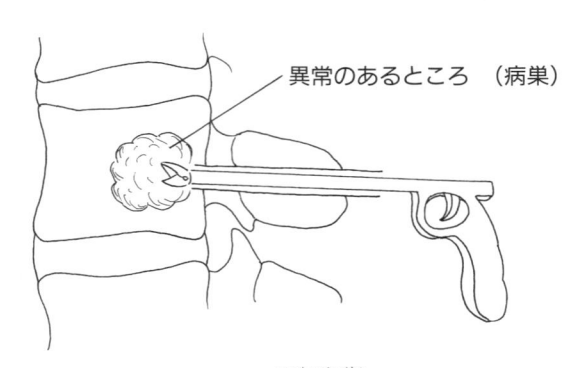

（ラベル：フック、椎弓根スクリュー、ロッド、吸引チューブ、皮膚を縫合してある針金（ホッチキスと同じ原理））

図 5-19　椎体生検（ついたいせいけん）

背骨（椎体）の病巣を長く太い針で穿して到達させ図のような鉗子で病気の所をかじり取るか、中空に針を刺して一部を切りとります。切りとった物は固めて色をつけて顕微鏡でよく観察し、病巣の診断をします。

（ラベル：異常のあるところ（病巣））

18 小骨鋸による椎弓切除、神経除圧、PLLA ピンによる椎弓形成術

　ここでは著者が開発し、現在行っている手術法について、一般の人に理解していただけるよう詳しく解説します。この手術方法は多椎間の脊柱管狭窄状態（図 2-6、70 頁）の人にもっとも良い適用です。金属性のインスツルメントは全く使いません。

　この手術方法は簡単に言うと中のつまった排水溝の清掃のようなものです。土管の上を切って中を全て大清掃して、またもとにもどすというのと同じです。手術の対象は主に腰痛、下肢痛、間欠跛行（10～50 メートル歩くとしゃがみこむが、しばらくするとまた歩ける症状）のある人です。まず、腰背部皮膚を切って目的の椎弓を全て露出します（図 5-20）。十分露出し止血が終了したら最後に入れる PLLA ピンの穴を開けます。穴にマーカーを入れておきます。穴を開ける時には著者の開発した、目標とする所にピンを上手に入れられる、ホールインワンガイドを用います。マーカーを入れたら小さい骨を切る小さいノコギリ（小骨鋸）で椎弓を切ります（図 5-21）。このノコギリは回転ではなく 1 mm 巾の振動をします。骨のような硬い物は切れますが、神経のような軟らかい物は切れません。硬いギプスを切る時のギプスカッターと同じ原理です。800 人程の手術をこの方法で行いましたが神経は切れていませんでした。ただし、脊髄腫瘍などの手術で豊富にある硬膜外の小血管は一部切れました。また、くっついていて動かない硬膜は時々切れます。これらは止血したり縫合したりして簡単に対応できます。椎弓を切った後はこれをお尻の方（尾側）から起こして頭の方（頭側）にひっくり返（翻転）します。この一塊に切った椎弓は落下細菌予防のため湿ったガーゼで覆っておきます。この段階で脊柱管内がよく見えるようになります（図 5-22）。

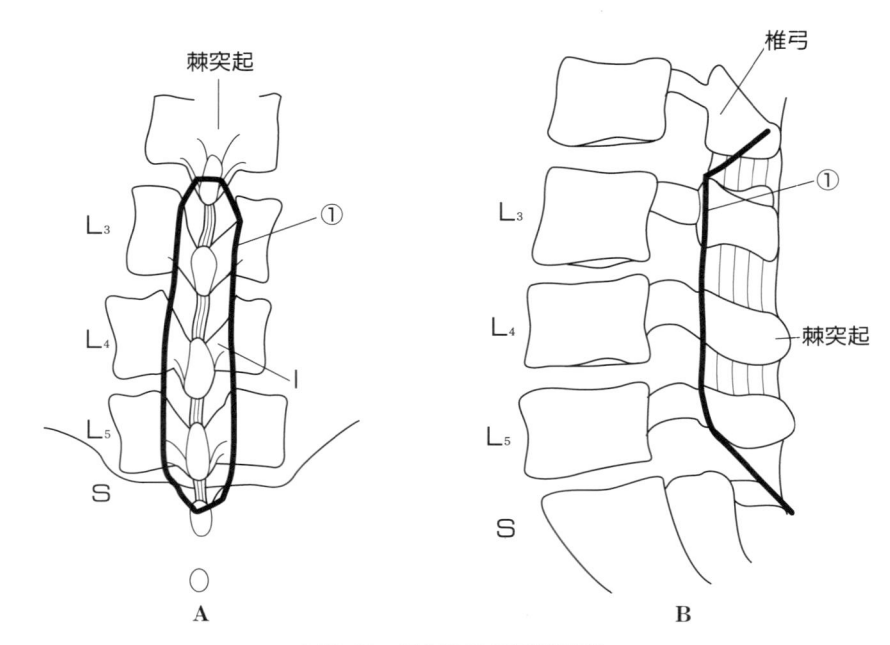

図 5-20 腰(脊)椎椎弓切除術

図は腰椎を後方からみた所（**A**）と側方からみた所（**B**）です。①の太い実線の部分が小骨鋸（Micro bone saw）で切る所です。脊柱管の中が見やすいように**B**のように舟底型に切ります。頭側は切り離さずに棘上靭帯でつなげておきます。

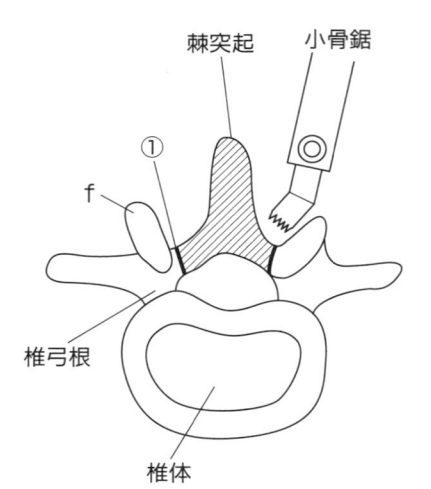

図 5-21 腰(脊)椎椎弓切除術（軸）

図 5-20 の椎弓切除術を軸方向（横断像）からみた図です。椎間関節（f）の内側（正中側）で切ります。斜線の部分を切断します。

3 手術の方法　　　　　　　　　　173

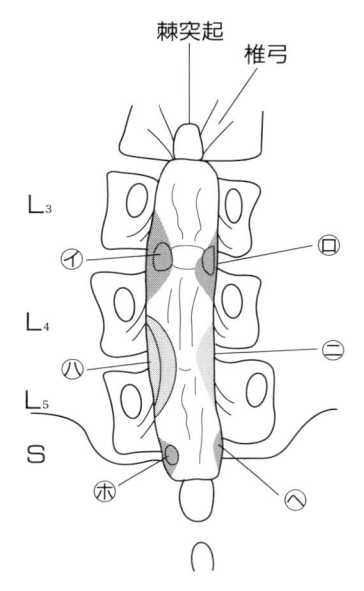

図 5-22　腰椎椎弓切除後の脊柱管

　椎弓を切除（断）しますと、神経根の周辺など全て観察することができます。MRI で観察した所見と脊髄造影及び脊髄造影後の CT でみた所見と 80％位合います。しかし 20％位、直接目で現場を確かめることで新しい発見があります。ⓗはごく小さいヘルニア、ⓚは少し大きくなったヘルニア、ⓡはさらに大きくなったヘルニア、ⓘは大きなヘルニアです。ここまでは新しいヘルニアです。ⓗⓣは左から右へと連続したカマボコ状の古く硬くなったヘルニアです。この他にも黄色靭帯の骨化、神経根の奇形、靭帯内を上下に滑り込んだヘルニア、脊髄腫瘍等と何でも見られるといってもよい位です。

　脊柱管の中をよく観察します。腰では脊柱管内に硬い物（ヘルニアや骨棘など）がないか触れてみることもできます。脊髄レベルであれば超音波エコーで中の様子（病態）を確認できます。椎弓や黄色靭帯と硬膜との間にくっついた所（癒着）がないか粘膜剥離子で調べます。癒着があれば剥離します。剥離できない所はそのままにしてあとで処理します。次に脊柱管内の黄色靭帯を切除して神経根を露出させます。このために先に切った右椎弓の断面より 30 度の角度で外側にさらに 10 mm 程切り込みます（図 5-23）。切れれば少し厚めの Cobb の起子（剥離

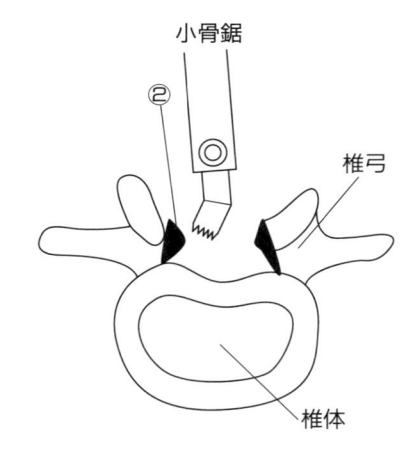

図 5-23 椎弓の左右の内側の切除
②のように椎弓の内側をトランペットの先端の形に切り込みます。これで神経根がよく見えるようになります。即ち神経根の周辺（袖部分、上関節突起部、椎弓根部）が全て除圧でき、神経根は広く開放されます。

用器具）でこれをはがします。硬膜を吸引器で保護しながら切ったうすい椎弓を引き出します。この時、小刻みに引き出し、神経の反応をみます。神経根を引っぱり出さないように気をつけます。露出が不十分であれば神経根が見えるまでさらに小骨鋸で切り込みを加えます。根が見えたら止血綿を入れて止血します。止血と洗浄を兼ねて手術をしているところ（術野）に生食水を満たします。

次に反対側（左側）を同じように行います。椎間関節の関節包を電気メス、双極凝固器（バイポーラ）で軽く焼きます。また、切断面として見える椎間関節内もバイポーラで軽く焼きます。これらの操作は椎間関節の動きを手術後に軽度制限するのが目的です。

続いて右の椎間関節も同様に処理します。右側の止血綿を切除し出血の状況をみます。また切った椎弓内側面（脊柱管面）を骨ろうで止血します。出血予防です。神経根を探して見ます。少し柄の曲がった鋭匙を神経根に沿って挿入します（図5-24、A）。神経根の頭側、尾側と両側に鋭匙が入れば根の除圧は十分です。鋭匙が入らなければ神経根入口部の椎弓根部を小骨鋸でさらに少し切ります。尾側では上関節突起を切って神経根の通り道を大きくし、根周辺の除圧をします。除圧後は切った

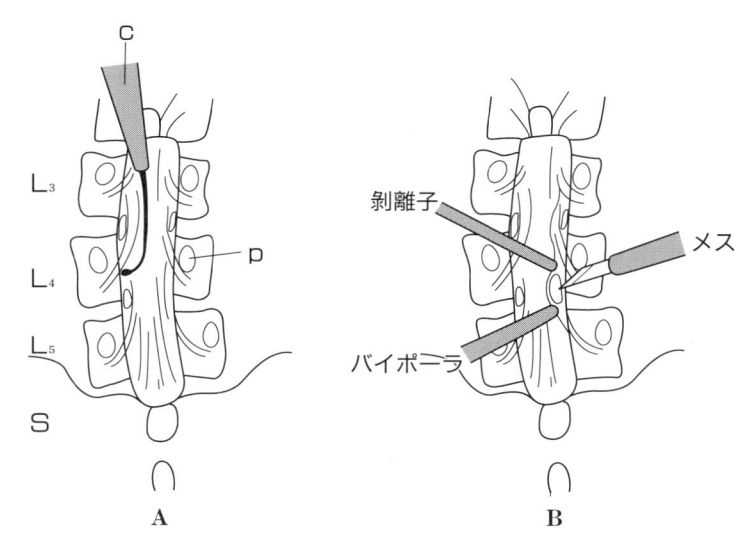

図 5-24　A：椎間孔部狭窄の調査　B：ヘルニアの切除
　神経根は椎弓根（p）のまわりをまわって脊柱管外へ椎間孔を通って出てゆきます。ヘルニアが大きく、神経根がわかりにくい場合や椎間孔が狭（狭窄）いかどうか確認する時には先の曲がった鋭匙（c）で確認します。また、ヘルニアが大きい場合には後縦靭帯を焼いてから縦に割り、ヘルニアを切除します。ヘルニアが小さい時には焼いて固めます。

椎弓の骨の部分を骨ろうで止血します。
　椎弓根のすぐ頭側が椎間板です。神経根に注意して脊柱管外側を縦にバイポーラで焼き切り、後縦靭帯を露出します。Cobbの起子でこの靭帯の腹側を正中に向け剥離しますと椎間板ヘルニアが現れます。この操作の前にヘルニアがないと判断した場合には神経根周辺を軽度止血、剥離するにとどめます。
　椎間板ヘルニアは小さい時にはバイポーラで焼き固めます。切除する必要があるほど大きければメスで切除します（図5-24、B）。切除後は靭帯部分をバイポーラで焼き固め、再発ヘルニアを予防します。止血綿を入れてしばらく止血します。この操作を術野にある神経根全てに行い

ます。手術方法の詳細は、141〜143頁にも紹介しました。これらの操作が終了後は生理的食塩水を満たして止血しておきます。

　小骨鋸で切って頭側にひっくり返（翻転）しておいた椎弓をもとにもどします（図5-25）。この時椎弓の不要な部分を切除し移植骨に使います。また黄色靭帯の内層を切除します。

　満たしておいた術野の水を十分吸引し、止血綿を全て取り除きます。止血を十分にし、異物がないことを確認します。椎弓をもとの位置にもどし尾側をもとの所に縫合します。椎弓を片側に押しつけて吸収性素材でできたPLLAピンにて固定します（図5-25）。すきまの開いた椎弓側にはクッションとして皮下脂肪を入れて、その上に骨移植をします（図5-26）。脂肪は椎弓が落込まないためのくふうです。筋膜縫合、皮膚縫合をして手術の終了です。

　すべりや不安定性のある椎間の関節は椎弓を切除する前にホールインワンガイド下に穴をあけ20mm×2mmのPLLAピンにて先に固定しています。

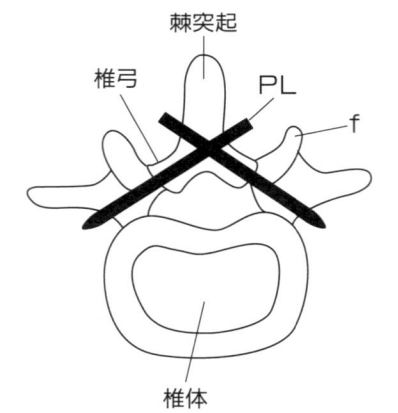

図5-25　切除椎弓のもとの位置への環納（Recap）と吸収性素材であるPLLAピンによる椎弓の固定
　切除した椎弓はもとの位置に戻します。PLLAピン（PL）で椎弓は固定します。ミリがある場合や脊柱管が高度に狭い場合は頸椎の片開き手術のように椎弓を傾けて固定します。

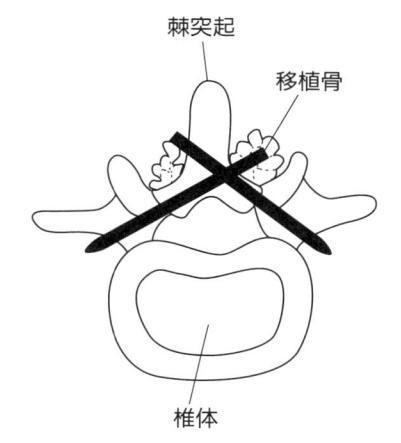

図 5-26 椎弓への骨移植術
　切除した骨は全て椎弓のすきまや背側に骨移植します。すべりなどの固めたい椎弓間には重点的に骨移植を多くします。また固めたい椎弓間の椎間関節にはPLLAピンを挿入し数カ月間固定をして制動します。

4 脊椎・脊髄手術の合併症、後遺障害

　ヒトは各人各様に考え方が違うように体も細かく観察するといろいろな違いがあります。手術をする場合このいろいろな違いを十分考えて計算して行わないと思わぬ事態が生じます。
　ここでは手術の合併症やそれに伴う後遺障害について触れましょう。

1 腰椎穿刺後の頭痛（術前）

　腰の後方から針を刺入し脊髄液の中に造影剤を入れて脊髄造影（**図1-50、49頁、2-6、70頁、2-7、71頁**）を手術前にはよく行います。手術をするにあたって工事現場の詳しい設計図を作るような作業です。硬膜に針を刺しますと針穴から水（脊髄液）が漏れることがあります。この漏れる量が多い場合、立った時や立っている時間が長いと頭痛が生じます。トイレや洗面の時だけ立って、あとは静かに寝ていれば穴がふさがって治ります。坐位もひかえましょう。

2 術後の血腫

ヒトを切れば切った所からは血が出ます。手術中に十分に止血をしても手術後、出血は生じます。この出た血液が神経のまわりで多量にたまった時、神経麻痺（図1-59、62頁）が生じることがあります。出た血液の流れ出てゆく所がなく内圧が高まった時です。神経麻痺が生じていればMRIを撮って血腫があるか、他の原因かを確かめます。この血腫をとるために再手術が必要なことがあります。再手術が行なわれるのは、このまま放置すれば神経の回復がないか十分回復しないと判断された時です。

3 硬膜損傷

神経を包んでいるビニールパックのような硬い膜を硬膜（髄膜）（図1-3、3頁）といいます。この中には水（脳脊髄液）が入っていて、神経はこの水の中に浮いた状態になっています。柔らかい豆腐を保護する構造と似ています。手術中に手術器械でこの硬膜を切ることがあります。また神経を剥離したり骨を切ったり削ったりする時に硬膜がくっついていると破れてしまうことがあります。手術が終了するまでに切れた部分をよく糸で縫合しますが、十分縫合されていないと水もれが生じることもあります。この水もれは立つと沢山出ます。立った時や立っている内に頭が痛くなる場合にはこの水もれを考えます。トイレ・洗面以外は横になって寝ていると膜が自然とくっつき症状がとれます。あわてない事です。いつまでも症状がとれなければ再縫合（再手術）が必要です。

4 術後感染症

動物は生きるためには他の動物を食べて生きています。自然界では動物と動物との戦いが毎日くり返されています。動物の頂点に立つヒトは

他の動物を食べ尽くしていますが、時には食べられます。目に見えない細菌は空気中にも器具にも、それこそ体の中、口腔内、腸内にもいます。血液内にも時にはただよっています。ですから手術で体力が衰えて弱ったり、抵抗力がなくなるとこの細菌にやられます。血管から出てたまった血液などは細菌にとって大変良い栄養物です。すぐに細菌が繁殖します。手術後には体が通常より弱まりますので感染しやすくなります。細菌を殺す抗生物質を予防的に体に入れますが、入れた抗生剤では効かない細菌がいます。その時には効果のある抗生剤に変更しますが、細菌の種類がわからない時もあります。また人工物を体内に入れた場合（図2-22、88頁、5-13、162頁、5-18、170頁）には抗生剤が細菌のいる所に届かず細菌に負けることもあります。こんな時には手術をした所や病巣を少し開いてよく洗浄したり、そこから抗生物質を流し込んだり、また時には消毒液を入れたりします。それでも感染がおさまらない時には入れた人工物（インプラントなど）を抜去する必要があります。抜去すると脊柱が不安定になることもあり、よく考えて治療しなければなりません。体力が弱って抵抗力、免疫力がない時には抗生剤が効かなくなり、時には死へと追いやられることもあります。

5 排血管（ドレーン）抜去不能

手術中にどんなによく止血をしても手術をした所には出血をして血がたまります。血管の外に出た血液はやがては体内に吸収されますが、多いと細菌の繁殖の温床になりますし、傷がふくらんで治りにくいのでできるだけ体外に出した方がよいのです。このため手術野からドレーンチューブ（排血管）を入れて皮膚の外に出します。これが皮膚や皮下を縫う時にしめつけられ抜けないことがあります。その時には発見したらすぐ抜くことが必要です。再手術となります。

6 肺梗塞・脳梗塞・下肢等の血行障害

　手術中や手術後に血管がつまっておこります。糖尿病、高脂血症、肥満、心臓病、高血圧の人におこりやすくなります。これらの条件を備えた高齢者には特に注意が必要です。血管がつまりやすくなっていて、血液のかたまりや血管内にたまった物が流れて行った場合、細かい血管（毛細管）でつまることがあります。トイレの水や台所の水がパイプがつまって流れなくなるのを想像してみれば理解が容易です。流れる速度が遅くなる所（深部静脈）ではさらにつまりやすくなります。足（下肢）の血行が悪くなる（深部静脈血栓症）こともあります。症状としては一過性の発熱、足のつけ根から大腿にかけてのはれ（腫脹）と痛み、圧痛、立っている時の足全体のはれぼったさ、はった感じ、ダルイ感じなどです。血行が止まるとつまった先の組織が死んでしまいます。大変なことです。この予防としては手術前から糖尿病、高血圧、心臓病、肥満のコントロールをよくしておくことです。手術後は長くベッド上で寝ないようにする、ベッドの上でも手足をよく動かす、弾力性のある靴下を履く、弾力包帯を巻く、血液を固まりにくくする薬を体内に入れる等のくふうがなされます。

　肺梗塞の場合には呼吸が苦しくなる、意識がうすらぐなどの症状が出て、レントゲンでは肺の部分（肺野）が白くなります。心筋梗塞の場合は胸が痛くなる、脈がおかしくなる、苦しくなるという症状が出ます。心電図が異常を示します。動脈がつまった（塞栓）場合には痛みが出ます。その痛みの先の脈が触れなくなります。それぞれの治療はそれぞれの専門家に紹介されます。

7 頸椎の手術後の神経根のマヒ

　首（頸椎）の手術、特に後方から行う頸部脊柱管拡大術のあとで頸が

痛くなったり肩や手（上肢）があがらなくなったりすることがまれにあります。これは第5頸神経根（C_5）のマヒ（麻痺）です（図5-27）。脊椎脊髄外科学会でも何度かこのマヒの研究発表会や議論がありましたが、どうしてマヒするのかまだ十分には解明されていません。考えられていることは脊柱管を拡大すると脊髄神経が後方（背側）に移動するため神経根が後方に引っぱられて骨に当たるかまたは血行が悪くなるためであろうということです。切った傷はもちろん痛いのですが、手術後すぐに頸から肩・上腕にかけての痛みがあれば頸を少し前に曲げてみて下さい。これで痛みが軽減する時には脊髄神経が後方に強く移動して神経根が引っぱられているためです。首を前に曲げて（あごを引いて）いると神経はもとの位置に近い所にもどりますので症状がとれるのです。環

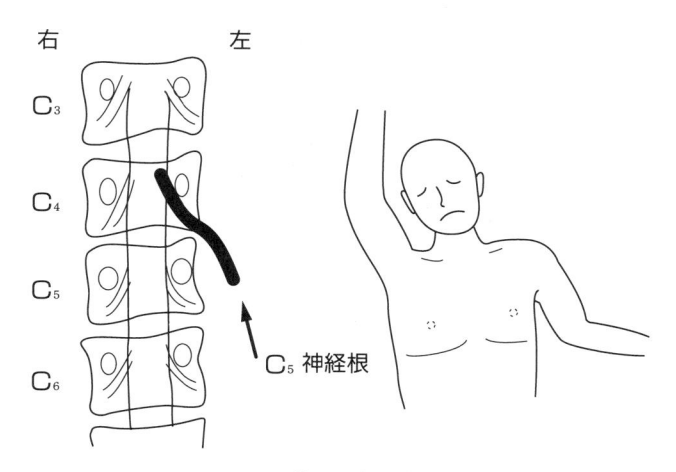

図5-27　第5頸神経根のマヒ

　頸椎の手術後、特に後方からの脊柱管拡大術の際、肩を中心に高度の痛みが出現し、肩が上がらなくなることがあります。肘の曲げる力も弱くなります。これは第5頸神経（C_5）の麻痺と考えられています。脊髄神経が急に後方に移動し神経根がひっぱられたためです。少し頸を前に曲げて（前屈して）痛みをとるようにするとおさまります。2週間位かけて徐々に頸を伸ばすようにすると神経も環境に慣れてきます。

境が急に変わったので神経がそれにすぐに対応できないのでしょう。神経マヒがなければ、この痛みをさけるようにして徐々に首をのばしてゆきましょう。2週間ほどで神経も新しい環境に慣れて痛みもとれマヒも改善してゆきます。

8　金属（脊椎インスツルメント）による神経麻痺

　日本の建築が宮大工的和風建築からプレハブ工法の鉄骨入りに変化したように、脊椎の外科にも1980年代より本格的に鉄骨工法（インスツルメンテーションと呼ばれている）が入ってきました。最近では住宅と同じように鉄骨入りの手術が増えています。この工法の良い点は確実に脊柱の再建が早期にでき、手術後早く活動できるということです（図5-13、162頁、図5-18、170頁）。悪い点はしっかり固定できるのでその上下で動きが大きくなり、すぐ隣（隣接椎間）にまた不具合が生じやすいことです。動物としてのヒトはどこかで動きが必要なのです。ねじ釘（ペディクルスクリュー）を入れる時、フックやワイヤーを入れる時に脊髄や神経根を傷つけてしまうことがあります。細菌感染も治りにくくなります。強い痛みや神経麻痺や熱が続いたら要注意です。

9　馬尾引き抜き損傷

　腰の椎間板ヘルニアの手術では小さな穴からのぞくようにしてヘルニアをとります。この時にヘルニアに押された神経根が扁平化し見づらくて区別できず、ヘルニアかと思って引きずり出した時に神経根を損傷してしまうことが時にはあります。最近では顕微鏡や内視鏡が使われ、拡大して内部構造がよく見えますので、この事故は大変減ってきました。

10　脂肪による圧迫

　神経の除圧、剥離等が済んだあとで少し大きな空間ができた時、また

神経がくっつかないようにするために本人の脂肪をその空間に移植することがあります（遊離脂肪移植）。よかれと思って置いた脂肪が手術後の出血などでさらに増量し固くなり、神経周囲の物が神経を圧迫し循環障害をきたして神経麻痺（図1-59、62頁）が発生することがあります。神経麻痺が発生した場合には早急な手術が必要です。遅れた場合には神経麻痺が残ることがあります。

11 脊髄圧迫障害・脊髄浮腫

手術時に脊髄神経を圧迫したり触れたりする時間が長いと手術後に脊髄にむくみ（浮腫）が生じて循環が悪くなり神経の麻痺が発生することがあります。脊髄の腫瘍を切除したり脊髄にくっついている物を取る時などです。この時には副腎皮質ホルモン剤（ステロイド剤）を一時的多量に点滴の中に入れて脊髄のむくみをとります。浮腫の時間が長くなると脊髄の神経麻痺がいつまでも続くことがあります。回復には大変時間がかかります。

12 神経癒着

手術後に縫った皮膚がくっつくように、メスが入った所や浸入して人の手が加わった所は周囲とくっつきます。神経も同じく癒着します。手術後、癒着によって神経が動かないために動作時に痛みが走ったり、シビレたりすることがあります。症状がひどい時には再手術が必要な場合もあります。

13 術中血圧降下

手術中予期しない時に多量に出血があったり、輸血が追いつかない場合には急激な血圧降下が生じることがあります。また、ある種の腫瘍が潜んでいる場合、血圧の上下動が激しくなることがあります。その場合

には輸血、薬物で対応しますが、十分対応できない場合には手術は中止となります。最悪の場合には脳の障害が残る場合もありますし、死に至ることもあります。

14 高齢者や合併症のある人

　高齢の方は元気に見える人でも体全体の機能は低下しています。手術時の激しい体の変化に対応できない場合にはいろいろなことが生じますし、手術後の回復が思わしくない場合もあります。特に心疾患、糖尿病、高脂血症、高血圧、肥満等の合併症のある人は要注意です。手術前に種々の専門医によく病状をコントロールしてもらってから手術をする必要があります。内科医や麻酔科医が手術は困難と判断した場合には手術はできません。

15 死亡事故

　現在では死亡事故の頻度は大変少ない、めったにないと言ってもよいのですが、全くないとは言えません。医療従事者の何人かのミスが続くなど、いろいろな悪条件が重なった時に生じます。

　以上いろいろな合併症や後遺障害についてお話しました。医療は片時も気を抜くことはできません。医療従事者は細心の注意を払って毎日仕事をしていますが、時には上のような事態が発生することも知っておいて下さい。

付表1　腰痛の治療方法・腰痛の手術方法

腰痛の治療方法	詳しく書いてあるページ
安静―静かに寝ている	27〜32、98
鎮痛薬、内服薬、坐薬、湿布	29、98
コルセット（ダーメンコルセットなど）	27、106、125、130
骨盤けんいん 5kg×2（安静にもなる）	30、99、109
90°―90°けんいん	
東洋のはり・灸	101
カイロプラクティック（矯正）	107
電気、磁気刺激療法（ソノトロン、レーザー）	31、108
硬膜外注射（ペリドロ）	27、109、113、145
椎間板内注射（ディスコ）	28、41、110、116、145
神経根注射（ルートブロック）	28、110、118、145
L_2（第2腰椎神経）根ブロック	29
経皮的椎間板摘出術	33、110、145、163
椎間板ヘルニア押し出し法	32、111
ヘルニア注射	112、116
腰神経後枝焼灼術	33
椎間関節内注射	31、120

腰痛の手術方法	詳しく書いてあるページ
イ．経皮的椎間板摘出法	33、110、145、163
ロ．椎間板摘出術ラブ（Love）氏法	163
ハ．椎弓切除（切断）術	44、54、165
ニ．脊柱固定術	50、52、53
ホ．脊椎インスツルメントによる脊椎固定術	88、166、170、182
ヘ．後方からの椎体前方固定術（PLIF）	53、123、165
ト．後側方固定術	53
チ．椎弓一塊切除、還納術	43、141、171
リ．腰椎前方固定術	166

付表2　歩けない原因・病気

		詳しく書いてあるページ
頭に原因	頭の中の出血（脳出血） 血が通わない（脳梗塞） 年をとって衰えたため（パーキンソン病） など	
首に原因	椎間板ヘルニア すじの骨化（靱帯骨化症） 背骨がせまくて神経が圧迫されている（変形性頸椎症） 脊髄神経の腫瘍 癌の転移 脊髄神経の老化（脊髄変性疾患）など	2、64、77、102 50、79 6、49 80 80
背骨に原因	癌の転移 脊髄の腫瘍 すじの骨化（靱帯骨化症）	80 37、80 50、79、82
腰に原因	腰椎椎間板ヘルニア 癌の転移 背骨の骨折（骨粗鬆症） 腰部脊柱管狭窄症	19〜33、64〜66、110、128 80 74、85、87、123、125、126 49、69、139、171
骨盤に原因	癌の転移 股関節の変形	80 140
足（下肢）に原因	すりへった股関節（変形性股関節症） 関節リウマチ すりへった膝関節（変形性膝関節症） 足くびのねんざ	140 140、143

＊交通事故などの外傷は除いてあります

付表3　腰痛のでる病気

	詳しく書いてあるページ
ぎっくり腰（急性腰痛症）	21、67
腰椎椎間板ヘルニア	64、128
背骨（脊椎）の骨折	85、87、123、125
腰椎すべり症	73、74
脊椎分離症	72、121、138
腰椎分離すべり症	52、74
変形性脊椎症	67
筋、筋膜性の腰痛	
背骨（脊椎）の腫瘍	38、80
脊髄（神経）の腫瘍	80
腰部脊柱管狭窄症	49、69、139、171
骨粗鬆症	74、126
脊椎の炎症	83
脊椎カリエス	84
脊（胸）椎黄色靱帯骨化症	39、82
脊柱側弯症	89

付表4　脊椎・脊髄の検査・画像診断法

	（省略名）	詳しく書いてあるページ
単純のX線像	（レントゲン）	13、52、149、150、155、156
磁気共鳴画像	（MRI）	14、26、38、39、51、129、134、157、158
コンピューター横断像	（CT）	38、157、159
脊髄造影	（ミエロ）	14、49、70、71、114、159
脊髄造影後CT	（ミエロ後CT）（CTM）	15、159
椎間板造影	（ディスコ）	28、41、51、110、116、137
神経根造影	（根造影）	28、119
硬膜外造影	（ペリドロ）	27、114
椎間関節造影	（ファセット）	31、120
椎体生検	（バイオプシー）	170
骨シンチグラフィー	（骨シンチ）	160

《著者略歴》

見松 健太郎
- 1943年　愛知県生まれ
- 1965年　名古屋大学医学部卒業
  　　　　一般病院にて整形外科医として勤務
- 1984年　名古屋大学医学部整形外科講師
- 1990年　9月よりカナダに留学
- 1994年　名古屋大学医学部整形外科助教授
- 1996年　JR東海総合病院主任医長
- 1998年　JR東海総合病院副院長
- 1999年　吉田整形外科病院副院長（現在に至る）
  　　　　専門は脊椎・脊髄外科（指導医）

河村 守雄
- 1950年　岐阜県生まれ
- 1977年　名古屋大学医学部卒業
- 1986年　名古屋大学医学部整形外科助手，7月より米国に留学
- 1991年　名古屋大学医療技術短期大学部理学療法学科助教授
- 1998年　名古屋大学医学部保健学科教授（現在に至る）
- 2006年　同学科長
  　　　　専門は脊椎外科及びリハビリテーション医学

やさしい肩こり・腰痛・シビレの話〔第二版〕

1997年8月31日　初　版第1刷発行
2008年1月15日　第二版第1刷発行

定価はカバーに表示しています

著　者　　見　松　健太郎
　　　　　河　村　守　雄
発行者　　金　井　雄　一

発行所　財団法人　名古屋大学出版会
〒464-0814　名古屋市千種区不老町1名古屋大学構内
電話(052)781-5027/FAX(052)781-0697

© Kentarou Mimatsu 他, 2008　　　Printed in Japan
印刷・製本 ㈱クイックス　　ISBN978-4-8158-0578-4
乱丁・落丁はお取替えいたします。

Ⓡ〈日本複写権センター委託出版物〉
本書の全部または一部を無断で複写複製（コピー）することは，著作権法上での例外を除き，禁じられています。本書からの複写を希望される場合は，日本複写権センター（03-3401-2382）にご連絡ください。

岩田久監修　長谷川幸治／横江清司著
よくわかる膝関節の病気・ケガ
A5・142頁
本体1,800円

長谷川幸治著
新・よくわかる股関節の病気
―手術をすすめられたひとのために―
A5・234頁
本体2,200円

岩田久／見松健太郎／佐藤啓二／長谷川幸治編
整形外科医のノウハウ・ポイント
B5・288頁
本体4,500円

高栁泰世／愛知視覚障害者援護促進協議会編
視覚代行リハビリテーション
―視覚障害者と高齢者のために―
A5・190頁
本体2,600円

高栁哲也編
介助犬を知る
―肢体不自由者の自立のために―
A5・354頁
本体2,800円

堀田饒監修／糖尿病と血管障害に関する研究会編
糖尿病
―予防と治療のストラテジー―
B5・336頁
本体5,000円

井口昭久編
これからの老年学〔第二版〕
―サイエンスから介護まで―
B5・354頁
本体3,800円

田尾雅夫／西村周三／藤田綾子編
超高齢社会と向き合う
A5・246頁
本体2,800円